Rupal Shah
Real Brahmbhatt
Monika Varma

Comparação entre todos em 4 e todos em 6 implantes dentários

Rupal Shah
Real Brahmbhatt
Monika Varma

Comparação entre todos em 4 e todos em 6 implantes dentários

ScienciaScripts

Índice

INTRODUÇÃO 2

CONCEITO DE TRATAMENTO ALL ON 4 10

CONCEITO DE TRATAMENTO ALL ON 6 44

COMPARAÇÃO ENTRE OS TRATAMENTOS "TUDO EM 4" E "TUDO EM 6 57

DISCUSSÃO 68

CONCLUSÃO 71

REFERÊNCIAS 72

INTRODUÇÃO

O edentulismo é reconhecido como uma deficiência física que compromete gravemente a nutrição, a fala, a autoestima e a estética percebida.([1])A reabilitação oral mais comum para pacientes idosos totalmente edêntulos envolvia anteriormente próteses completas convencionais. No entanto, os avanços na cirurgia de implantes dentários levaram à disponibilidade de mais opções para estes pacientes, incluindo próteses retidas por implantes, próteses removíveis suportadas por implantes e próteses fixas suportadas por implantes. Desde a década de 1980, os implantes dentários osseointegrados melhoraram drasticamente as possibilidades terapêuticas, especialmente no caso de pacientes desadaptados. Aqueles que têm acesso a este tratamento podem esperar melhorias significativas no estado funcional oral e na qualidade de vida ([2]). Os pacientes têm-se mostrado geralmente mais satisfeitos com as próteses fixas implanto-suportadas, enquanto que a conclusão de um estudo clínico a longo prazo foi que "o tratamento de rotina do edentulismo com próteses fixas suportadas por dispositivos osseointegrados parece ser um método altamente eficiente, com resultados previsíveis a longo prazo em grandes populações de pacientes" ([7]).

Os implantes têm sido utilizados para suportar próteses dentárias durante muitas décadas, mas nem sempre se revelaram uma opção de tratamento favorável. Esta situação mudou drasticamente com o desenvolvimento do implante dentário endósseo, que proporcionou aos dentistas opções de tratamento interessantes que revolucionaram a gestão do paciente parcial e completamente desdentado.([3])São o substituto equivalente mais próximo do dente natural e, por isso, são um complemento útil na gestão de pacientes com falta de dentes devido a doença, traumatismo ou anomalias de desenvolvimento.

As caraterísticas anatómicas da maxila edêntula tornam a reabilitação de maxilares atróficos com implantes dentários um desafio. O seu complexo processo de reabsorção tridimensional envolve a reabsorção vertical e/ou horizontal do rebordo alveolar e a pneumatização do seio maxilar. Para além disso, observam-se frequentemente cavidades nasais alongadas, reabsorção da região posterior e baixa qualidade e quantidade óssea [4], sendo que os implantes dentários em mandíbulas reabsorvidas são muitas vezes inadequados para colocação com o seu comprimento (>10 mm) devido à proximidade do nervo alveolar inferior nas áreas posteriores da mandíbula atrófica.

Originalmente, Branemark tinha proposto uma prótese de implante dentário fixo em quatro e/ou seis implantes para uma mandíbula edêntula. Os estudos com implantes inclinados integrados entre a região inter-foraminal para mandíbulas comprometidas optimizam a distribuição anterior posterior dos implantes de forma a evitar o feixe neurovascular. Este facto levou à aceitação do conceito popular de "All on Four", em que existe uma colocação angular dos implantes distais para evitar estruturas vitais. No entanto, existem provas contraditórias relativamente à reabsorção óssea e à elevada concentração de tensão no osso cortical em torno de implantes inclinados.

Em rebordos reabsorvidos, o tratamento com próteses implanto-suportadas é quase impossível sem técnicas complexas como a transposição de nervos e enxertos na parte posterior da maxila e da mandíbula. Uma solução para estas situações é o conceito All-on-4®. Este método preconiza a inclinação dos implantes distais em arcadas edêntulas, o que nos permite a colocação de implantes mais longos, um melhor suporte protético com um braço cantilever mais curto, uma melhor distância inter-implantes e uma melhor ancoragem no osso. O conceito de tratamento "All-on-4®" foi desenvolvido por Paulo Malow com pilares multiunidades rectos e angulados, para proporcionar aos pacientes edêntulos uma restauração de arcada completa com carga imediata e apenas quatro implantes ([5]).

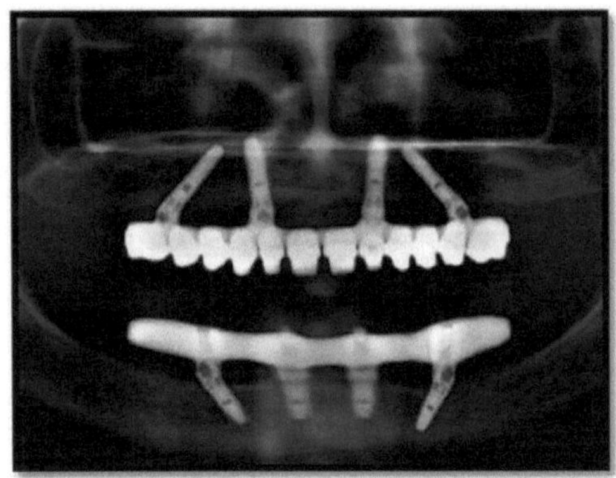

Considerações de carácter geral

- Para alcançar a estabilidade primária do implante (binário de inserção de 35 a 45 Ncm).
- Indicado com uma largura óssea mínima de 5 mm e uma altura óssea mínima de 10 mm de canino a canino na maxila e 8 mm na mandíbula.
- Se a angulação for igual ou superior a 30º , os implantes inclinados podem ser imobilizados.
- Para implantes posteriores inclinados, os orifícios de acesso ao parafuso distal devem estar localizados na face oclusal do primeiro molar, do segundo pré-molar ou do primeiro pré-molar

Os implantes na maxila são colocados com dois implantes distais na região posterior, que são inclinados anteriormente ao antro maxilar, enquanto na mandíbula os implantes são posicionados anteriormente ao forame mental. Devem ser inseridos numa angulação de 30º -45º .

No entanto, existem evidências contraditórias relativamente à reabsorção óssea e à elevada concentração de tensão no osso cortical em torno de implantes inclinados. Problemas como a fratura da prótese, a fratura da coroa de porcelana, o afrouxamento do pilar, o afrouxamento do parafuso protético e factores que levam à sobrecarga da prótese, como o bruxismo ou a presença de um cantilever longo, podem estar relacionados com a diminuição da taxa de sobrevivência da prótese no conceito All-on-Four.

Tendo em conta a afirmação anterior, a técnica All-on-6 foi especificamente concebida para utilizar seis implantes, que normalmente não requerem enxerto ósseo e são uma solução ideal para pacientes com áreas de baixa densidade ou volume ósseo na região do rebordo posterior. Para além do tratamento com implantes, a satisfação das elevadas exigências estéticas de um paciente depende da obtenção de vários objectivos biológicos e mecânicos. Com o advento da tecnologia, foram realizadas muitas investigações no campo da medicina dentária e a evolução no campo da implantologia não fica atrás. A ciência da implantologia é altamente dinâmica. Desde a sua introdução no campo da medicina dentária por Branemark, tem sofrido inúmeras modificações e melhorias. Provou ser uma bênção disfarçada para a sociedade e, por conseguinte, a sua aceitação pela população em geral aumentou consideravelmente, apesar de ser uma modalidade de tratamento relativamente dispendiosa. Com as melhorias e os avanços efectuados, foi introduzido um novo conceito evolutivo no campo da implantologia, ou seja, "All on four".

O conceito "All on four" é uma técnica que funciona com base no princípio da utilização de quatro implantes, ou seja, dois implantes anteriores e dois implantes posteriores inclinados colocados a 45 graus. O conceito "all on four" é um procedimento que nos esclarece sobre a sua utilização em pacientes completamente desdentados e que também deixa para trás a alternativa de tratamento de rotina das próteses convencionais com resultados bem sucedidos a curto e longo prazo e em estudos retrospectivos realizados no passado.

Este conceito apresenta inúmeras vantagens em relação à técnica convencional de colocação de implantes. Com este advento, a inclinação substituiu o conceito de aumento ósseo e, assim, reduziu o custo das despesas e o consumo de tempo, sendo responsável por uma maior estabilidade da prótese em pacientes edêntulos.

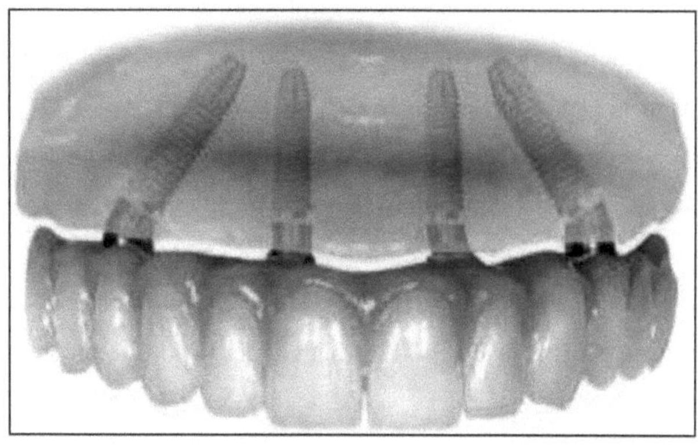

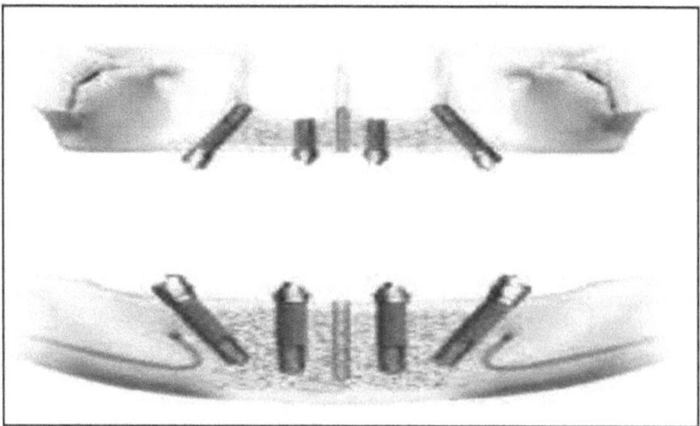

A reabilitação com implantes em maxilares atróficos tem sido considerada um desafio protético e cirúrgico devido à pequena quantidade e baixa qualidade do osso, normalmente representado por osso tipo III e IV1 , e a restrições anatómicas como a presença da fossa nasal e a necessidade frequente de aumento do seio maxilar ([10]).

O desafio da colocação de implantes na região posterior também pode resultar numa prótese longa em cantilever, aumentando o risco de falha biomecânica do implante. Assim, é necessário um planeamento cuidadoso do tratamento para o sucesso do tratamento destas próteses suportadas por implantes.

A utilização de enxertos ósseos e a elevação do seio maxilar têm sido uma alternativa para melhorar a localização dos implantes e o comportamento mecânico global das próteses, permitindo a colocação de implantes em regiões posteriores ([11]).8-10 No entanto, a natureza invasiva do procedimento cirúrgico, associada ao aumento do risco de morbilidade, aos custos elevados e ao tempo necessário para a conclusão do tratamento, são as desvantagens mais frequentemente citadas.

Quando comparada com uma prótese completa convencional, uma sobredentadura implanto-suportada requer menos implantes dentários para a reabilitação e proporciona uma retenção e conforto adequados. No entanto, as desvantagens incluem uma aparência pouco natural, uma falta de satisfação psicológica devido ao facto de ser removível e de ser relativamente mais volumosa. Para estes doentes, a restauração fixa implanto-suportada é o tratamento de eleição, porque tem as vantagens de ter um aspeto natural, ser fixa, não cobrir totalmente a região palatina e, por conseguinte, ser adequada para doentes com mordaça, não ser necessário removê-la para limpeza e suportar as forças mastigatórias máximas. Com a introdução do conceito "all on 6", a reabilitação de cristas reabsorvidas foi efectuada sem qualquer procedimento de aumento ósseo, utilizando implantes inclinados para a distal, o comprimento do cantilever foi diminuído. Tanto os implantes cilíndricos como os cónicos podem ser utilizados para estes procedimentos, o que também foi explicado numa revisão sistemática efectuada por Markadam Antal et al., que afirmou que os implantes de perfil cónico têm uma resposta óssea favorável em comparação com os implantes cilíndricos [10]. Uma revisão sistemática efectuada por Shahinaz Sayed Mohamed Hassan et al afirmou que o conceito de implante tudo em 6 é recomendado para a restauração de maxilares atrofiados, uma vez que apresenta uma elevada taxa de sucesso, menos acumulação de placa e formação de bolsas, menos perda de crista óssea e maior estabilidade após 12 meses de substituição, em comparação com o conceito de implante tudo em 4.

A utilização de implantes inclinados ou curtos no maxilar demonstrou ser uma alternativa ao enxerto ósseo, aumentando a aceitação dos pacientes relativamente à reabilitação oral suportada por implantes [10]. Embora vários estudos tenham referido que a reabilitação utilizando implantes curtos pode ser considerada um tratamento fiável,18-23 ainda não é claro se a utilização de implantes curtos na região posterior ou de implantes inclinados na região anterior é a melhor opção nos casos em que existe uma altura óssea limitada nas regiões molares [10,11].

Desde há alguns anos, tem-se verificado uma tendência para conceitos de tratamento com implantes minimamente invasivos, evitando o aumento ósseo, mesmo em maxilares edêntulos muito atróficos. Estes conceitos visam tornar um tratamento com implantes mais curto, com menos inconvenientes, como inchaço ou dor, e possivelmente também mais atrativo do ponto de vista económico. Se o tratamento com implantes for menos invasivo, devido aos possíveis riscos cirúrgicos mais reduzidos e aos custos mais baixos, a terapia com implantes pode ser fornecida a um maior número de pacientes. Por minimamente invasivo entende-se principalmente a adaptação da dimensão ou da posição do implante à anatomia existente, a fim de evitar procedimentos de aumento ósseo [10].

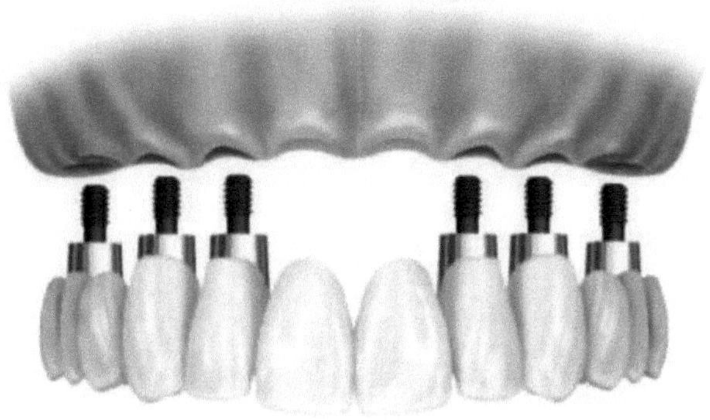

Uma estratégia possível para evitar aumentos no maxilar atrófico distal é a colocação de implantes curtos. Em revisões recentes, os implantes com menos de 10 mm não são inferiores aos implantes mais longos no que respeita à perda óssea ou à taxa de sobrevivência[11] . Mas também para a inserção de implantes curtos, a altura óssea no maxilar posterior atrófico não é muitas vezes suficiente.

<u>CONCEITO DE TRATAMENTO ALL ON 4</u>

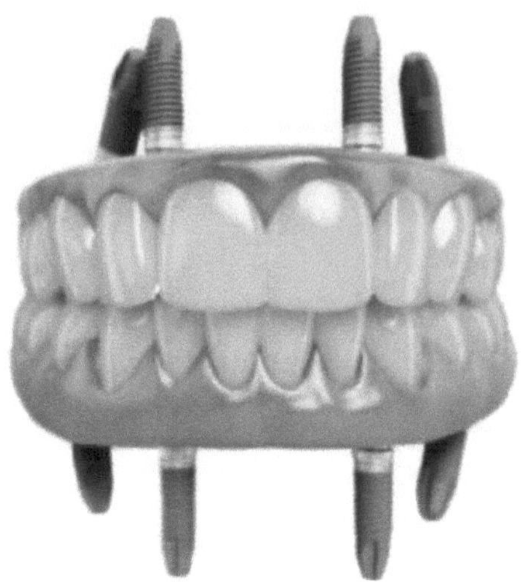

[1] Os pacientes totalmente edêntulos sofrem normalmente de atrofia do maxilar, o que reduz a altura e a largura do osso disponível para a colocação de implantes dentários.[12,13] Para evitar a cirurgia de enxerto ósseo e maximizar a utilidade do volume do maxilar existente, um implante inclinado (ou angulado) parece ser uma opção alternativa adequada.

Misch (2009) enfatizou que a parte entre os forames mentais da mandíbula é mais estável às forças de flexão e tensão e que as tensões que ocorrem ao longo da fase de abertura e movimento protrusivo na mandíbula ocorrem na distal do forame mental[14,23] .O investigador afirmou que os movimentos mandibulares na distal do forame mentoniano em restaurações fixas afectam negativamente o prognóstico dos implantes e que, ao colocar implantes entre os forames mentonianos em restaurações fixas de arcada completa, fixas <u>entre</u> si, ocorrem menos forças de flexão na mandíbula. De acordo com esta opinião, na técnica de tratamento all-on-four, os implantes são colocados entre os forames mentais.

Em 2003, Malo' et al. desenvolveram o conceito de tratamento "all-on-four,"[17] que envolve a colocação de dois implantes verticalmente na zona anterior do maxilar, e outros dois implantes na zona posterior em posições inclinadas, sendo as próteses suportadas por apenas quatro implantes[17].

Este conceito foi implementado para evitar com sucesso danos nos nervos alveolares inferiores e reduzir os comprimentos dos cantilevers da prótese. Além disso, os implantes inclinados aumentam o comprimento do implante embutido no osso, o que permite a utilização de implantes de comprimento padrão (>10 mm)[24], aumentando assim substancialmente a área de contacto osso-implante[19]. Foram verificadas boas taxas de sucesso deste conceito de tratamento ao fim de 3 e 7 anos. Muitos estudos a longo prazo e dados publicados sobre o conceito All- on-4 relataram taxas de sobrevivência cumulativas entre 92,2% e 100%[16,18].

Zampelis et al. efectuaram um estudo utilizando a análise bidimensional de elementos finitos, para avaliar se a inclinação de implantes esplintados afecta a distribuição do stress no osso que rodeia o colo do implante e para investigar se a utilização de implantes inclinados como pilares distais é biomecanicamente superior à utilização de cantilevers distais. Afirmaram que a inclinação distal de implantes esplintados por restaurações fixas não aumenta a tensão óssea em comparação com implantes verticais normalmente colocados. Existe uma vantagem biomecânica na utilização de implantes distais inclinados em vez de unidades cantilever distais [14]. A dispersão dos implantes e a rigidez da prótese reduzirão a flexão do implante. A posição mais distal do implante posterior e o cantilever mais curto resultante podem ter um papel na redução dos valores de tensão no implante.

O conceito All-on-4 defende a carga imediata. Uma ligeira carga no osso em cicatrização encurta o tempo de cicatrização em vez de o prolongar. Os implantes com carga imediata osseointegram-se desde que as forças e o micromovimento do implante sejam controlados ([16,17]).

- O procedimento all-on-4 permite a substituição de uma arcada completa de dentes sem a necessidade de uma prótese provisória.
- É necessária uma avaliação e um planeamento cuidadosos por parte do cirurgião, do dentista restaurador e do técnico.
- A carga imediata dos implantes é reduzida ao mínimo, instruindo o paciente a comer apenas alimentos macios durante o primeiro mês de pós-operatório.
- A conversão da ponte provisória pode começar seis meses após a operação

Indicações

- Os doentes têm uma boa higiene oral.
- Na região interforaminal, onde o comprimento do osso é de pelo menos 10 mm.
- A largura óssea interforaminal é de, pelo menos, 5 mm.
- Região anterior do maxilar, onde o comprimento do osso é de pelo menos 10 mm.
- O comprimento do osso do seio maxilar anterior é de, pelo menos, 10 mm.
- Região maxilar onde a largura do osso é de, pelo menos, 5 mm.
- Condições de estabilidade primária.
- Distância entre arcos de, pelo menos, 20 mm.

Contra-indicações

- Contra-indicações para a colocação de implantes convencionais.
- As condições sistémicas dos doentes não permitem a colocação cirúrgica de implantes.
- Redução óssea necessária devido a uma linha de sorriso alta no maxilar.
- Crista óssea irregular, ou crista óssea fina.

- Volume ósseo insuficiente.

- Dentes ou raízes remanescentes que interferem com o planeamento da colocação do implante.

- Abertura insuficiente da boca para acomodar instrumentos cirúrgicos.

Tradicionalmente, nas próteses fixas implanto-suportadas, utilizámos sempre cinco implantes entre os forames mentais. Muitos clínicos estão preocupados com o facto de quatro implantes funcionarem realmente. Agora, quando começamos a analisar o número de implantes, não nos limitamos apenas ao número, temos de analisar a qualidade do osso em que os implantes são colocados e onde são colocados, e a distribuição A-P dos implantes. Assim, quando falamos do número ótimo de implantes, temos de dar ao termo "ótimo" uma definição mais ampla ([19]).

À medida que os implantes são colocados, temos de analisar o comportamento tensão-deformação e temos de nos lembrar que o implante está ligado ao osso numa extremidade e à prótese na outra ([10]). Quando analisamos o comportamento tensão-deformação, temos de analisar o limiar a partir do qual a tensão e a deformação causarão danos no osso.

A análise de alguns estudos que tentam diferenciar entre quatro e cinco implantes, tem sido efectuada através de modelos matemáticos, análise de elementos finitos em 3D, estudo de células de carga em bancada e estudo de portas intra-orais estranhas. Estes estudos tentam prever as cargas e os momentos num implante individual, mas tal não pode ser explicado apenas pelas estatísticas, sendo necessário dispor de dados sobre as propriedades materiais do osso, da prótese, da deformação da mandíbula, etc. .[14]

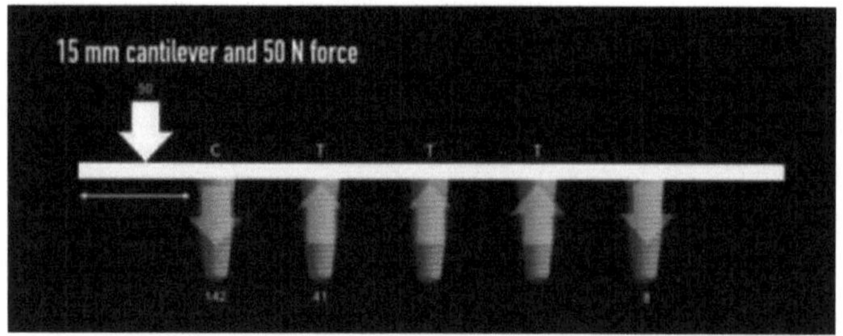

Uma amálgama de todos esses estudos, este estudo foi realizado nos Países Baixos e guia-nos através da tensão, deformação, forças e momentos que existem em cinco implantes. Podemos ver o cenário de 5 implantes, um cantilever de 15 mm e uma força de 50 N.

As forças são predominantemente exercidas sobre os dois implantes distais, o implante mais distal está sob compressão e o implante anterior está sob tensão. O implante do meio quase não contribui para a ancoragem da prótese e, além disso, dois implantes estão colocados muito próximos uns dos outros, pelo que temos de questionar se estão realmente a contribuir para a distribuição da carga ao longo da prótese.

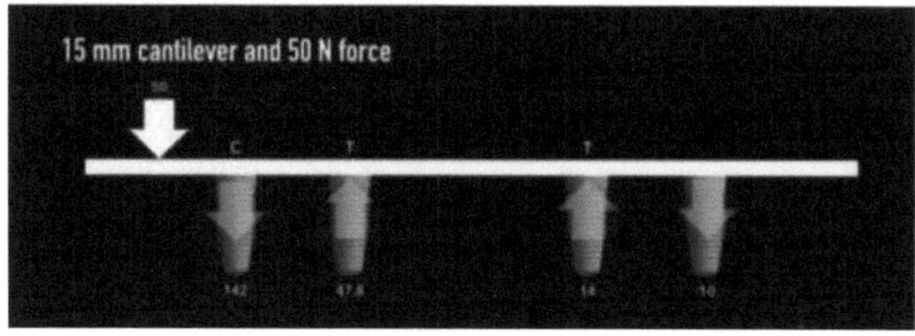

Se pegarmos neste cenário e eliminarmos o implante central. Se prestarmos atenção aos números, podemos ver que as forças não mudaram muito [24].

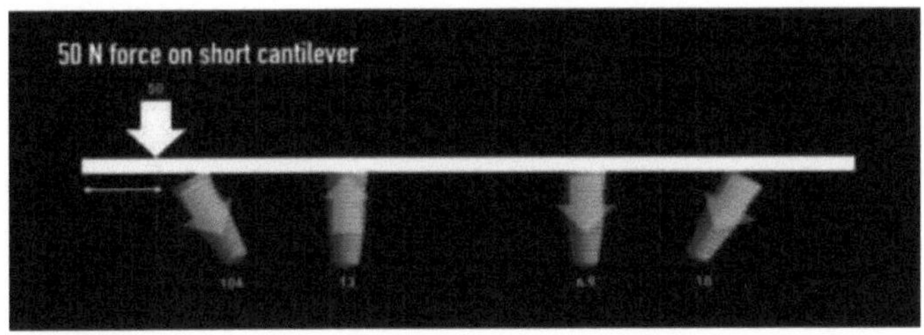

Dando um passo em frente e inclinando os implantes distais, podemos ver que há uma diminuição significativa na quantidade de força ([20]). Agora a questão é: porque é que esta força diminuiu?

A resposta a esta pergunta é que estamos a diminuir a quantidade de cantilever. Os cantilevers são muito prejudiciais. A inclinação dos implantes distais também oferece outras vantagens, como a possibilidade de colocar um implante mais longo, evitar estruturas anatómicas e aumentar o contacto entre o osso e o implante, etc. ([20,21]).

As conclusões desses estudos são as seguintes:

- O implante mais próximo do cantilever está a ser comprimido como um fulcro; o implante seguinte na linha está a ser puxado para fora, ou em tensão
- É de esperar que a extensão do cantilever amplie significativamente as forças de precaução com carga imediata
- A distribuição da forma da arcada é mais significativa do que o número de implantes.
- As mesmas cargas - "uma dada fisiologia" - aplicadas a diferentes configurações de suporte de implantes podem ser transmitidas aos componentes e ao osso de suporte de formas marcadamente diferentes.

Vantagens do conceito All-on-4

• Os implantes posteriores angulados evitam as estruturas anatómicas

• Os implantes posteriores angulados permitem implantes mais longos ancorados em osso de melhor qualidade - Reduz o cantilever posterior

• Elimina os enxertos ósseos na maxila e mandíbula endentadas na maioria dos casos

• Elevadas taxas de sucesso

• Implantes bem espaçados, boa biomecânica, mais fáceis de limpar

• Função e estética imediatas

• A restauração final pode ser fixa ou amovível

• Redução dos custos devido ao menor número de implantes e ao facto de se evitar o enxerto na maioria dos casos ([17]).

Limitações

• Bom estado de saúde geral e higiene oral aceitável;

• Osso suficiente para 4 implantes de, pelo menos, 10 mm de comprimento; e

• Os implantes atingem uma estabilidade suficiente para uma função imediata.

Desvantagens

• A colocação cirúrgica arbitrária e à mão livre do implante nem sempre é possível, uma vez que a colocação do implante é completamente orientada para a prótese ([20]).

• O comprimento do cantilever na prótese não pode ser alargado para além do limite.

• É muito sensível à técnica e requer uma preparação pré-cirúrgica elaborada, como CAD/CAM, tala cirúrgica. O comprimento do cantilever na prótese não pode ser alargado para além do limite ([19,22]).

ABORDAGEM CIRÚRGICA: "ALL-ON-4"

O clínico pode oferecer o conceito de tratamento "All-on-4" para pacientes edêntulos com a oportunidade de receber uma prótese provisória no mesmo dia da cirurgia, se for obtido um torque suficiente após a colocação do implante, ou como uma colocação imediata do implante para um caso de extração planeada para carga imediata ([26]). Os locais de extração têm de ser completamente desbridados e o rebordo alveolar deve ser nivelado antes da instalação do implante.

O protocolo cirúrgico descrito mais à frente é para implantes de plataforma regular (RP): implantes cónicos de 4,3 mm x 13 mm (ou seja, NobelReplace Tapered Groovy, Replace Select Tapered e Replace Select Tapered PMC,

NobelReplace Conical Connection, e NobelReplace Conical Connection PMC) para maxilar e mandíbula (CAIXA 4-6). A linha de implantes rectos da Nobel Biocare tem uma variedade de tamanhos de brocas que permitem ao clínico ser mais preciso ao executar a osteotomia em diferentes densidades ósseas ([13,26]). O sub-dimensionamento da osteotomia ajudará a estabilidade do implante quando é encontrado osso mole.

ARMAMENTARIUM PARA A CIRURGIA "ALL-ON-4

- Planeamento pré-operatório de implantes em radiografias
- Motor de implante e peça de mão
- Kit cirúrgico Nobel Biocare com guia "All-on-4

- Implantes Nobel Biocare

- Nobel Prosthetic Kit com componentes relacionados
- Materiais de impressão
- Prótese provisória

IMPLANTES NOBEL BIOCARE PARA "ALL-ON-4"

Ligação cónica interna

1. NobelActive (excluindo 3.0) = Reta
2. NobelReplace Ligação Cónica = Cónica
3. NobelReplace Ligação Cónica PMC = Cónica

Ligação interna tricanal

1. NobelReplace Straight = Reto
2. Substituir Selecionar Reta = Reta
3. NobleSpeedy Substituir = Reto
4. Substituir Selecionar TC = Reto
5. NobelReplace Tapered Groovy = Tapered
6. Substituir Selecionar Cónico = Cónico
7. NobelReplace Platform Shift = Cónico
8. Substituir Selecionar cónico PMC = cónico

Ligação hexagonal externa

1. NobelSpeedy Groovy = Reto e mais estudado
2. Branemark System Mk III Groovy = Reto
3. Branemark System Mk III TiUnite = Reto
4. Branemark System Mk IV TiUnite = Reto
5. Sistema Branemark Zygoma TiUnite e Máquina Superfície = Reta

sequência de perfuração para implantes cónicos "all-on-4" (rp) de 4,3 mm x 13 mm

- Colocar a guia "All-on-4" na linha média da arcada
- Começar pelos locais posteriores, angular a broca 30-45° distalmente

- Broca de precisão (Starter Drill) para a osteotomia inicial (máx. 800 rpm)

- Broca helicoidal de 2,0 mm (máx. 800 rpm)

- Broca cónica NP (máx. 800 rpm)

- Broca cónica RP (máx. 800 rpm)

- RP Dense Bone Drill para implantes de 13 a 16 mm de comprimento ou regiões de osso denso (máx. 800 rpm)

- (Opcional) Broca cónica com rosca para regiões de osso denso (Máx. 45 N cm)

- Inserir o implante com a peça de mão a 45 N cm, no máximo

- Repetir os passos 3 a 8 para os implantes anteriores com uma inclinação de 0°

ABORDAGEM MAXILAR "ALL-ON-4"

É efectuada uma incisão de primeiro molar a primeiro molar com incisões bilaterais de libertação bucal distalmente. É efectuada uma reflexão do retalho mucoperiosteal de espessura total. De seguida, pega-se numa broca redonda e localiza-se e perfura-se a parede anterior do seio maxilar no aspeto mais anterior (Fig.28). A localização exacta da parede anterior é importante porque permite que os implantes posteriores sejam colocados distalmente, maximizando o comprimento do implante nesta região cortical altamente densa. Delinear a parede anterior do seio maxilar com um marcador cirúrgico. De seguida, é colocado um All-on-4 Guide (Nobel Biocare AB, Gotemburgo, Suécia) na linha média, após a realização de uma osteotomia com uma broca helicoidal de 2 mm até uma profundidade de 10 mm (Fig. 29). Se possível, o contorno da guia deve estar situado de forma a seguir a arcada oposta; isto permite que os implantes sejam direcionados contra a arcada oposta para uma inclinação adequada [27]. Começando pelos locais de implante posteriores, a broca deve ser angulada distalmente com 30° a 45° em relação à guia (Fig.30). Iniciar a osteotomia com uma broca de precisão (broca inicial) a pelo menos 4,5 a 5 mm da parede anterior do seio maxilar previamente delineada e repetir o mesmo para o lado contralateral. Utilizando a mesma broca de precisão para os locais anteriores, colocar a osteotomia na posição central ou lateral com uma inclinação de 0°. Efetuar uma radiografia intra-operatória para verificar a profundidade e a angulação destas 4 brocas. De seguida, aumentar sequencialmente para uma broca helicoidal de 2,0 mm, depois para uma broca cónica Narrow Platform (NP) x broca de 13 mm e, por fim, para uma broca cónica RP x broca de 13 mm. Ao inserir estes implantes, não ultrapassar mais de 45 Ncm, pois pode ocorrer necrose óssea e fratura do implante, pelo que se recomenda a realização de um batimento ósseo quando se encontra resistência durante a inserção do implante (Fig.31). A medida de 4,3 mm é o diâmetro mais pequeno recomendado para os locais posteriores e 3,5 mm para os locais anteriores. Para o desenho do canal Tri interno, certifique-se de que um dos lóbulos do implante posterior está virado para distal ou vestibular, enquanto o lado plano da conexão cónica interna deve estar paralelo à superfície vestibular (Fig. 32)[28]. O driver do implante cónico interno tem linhas demarcadas ou um ponto codificado por cores para representar a superfície plana do hexágono interno. Esta demarcação ajudará o clínico a afinar a colocação do implante. O protocolo de carga imediata requer a estabilização do implante com 35 a 45 Ncm.

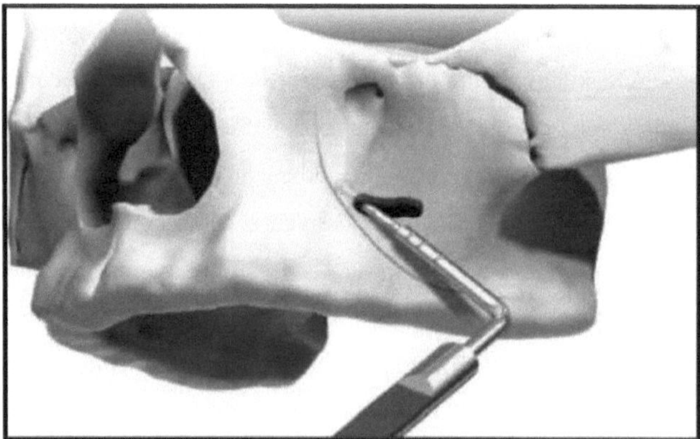

Fig.1. É criada uma pequena abertura para permitir que o médico sinta o aspeto mais

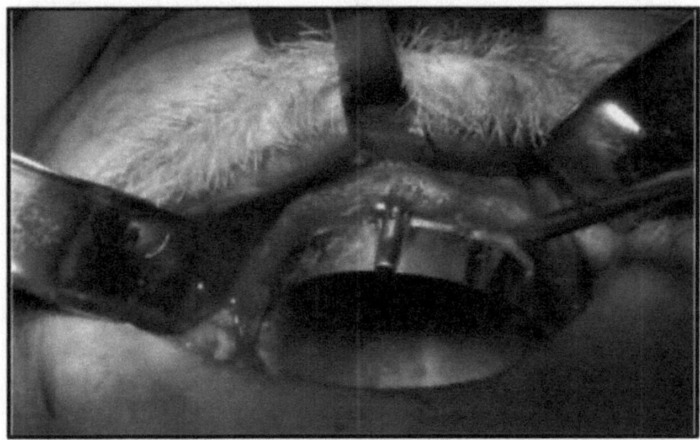

Fig.2. A guia All-on-4 é colocada na linha média

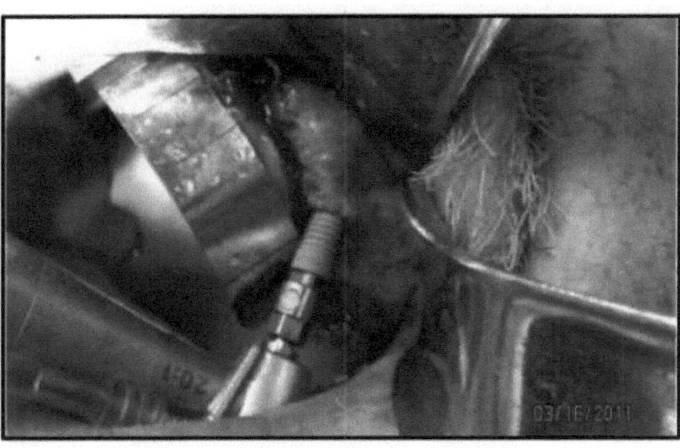

Fig.3. A broca de iniciação está 30-45° em relação à guia. Observar o orifício na parede anterior do seio maxilar.

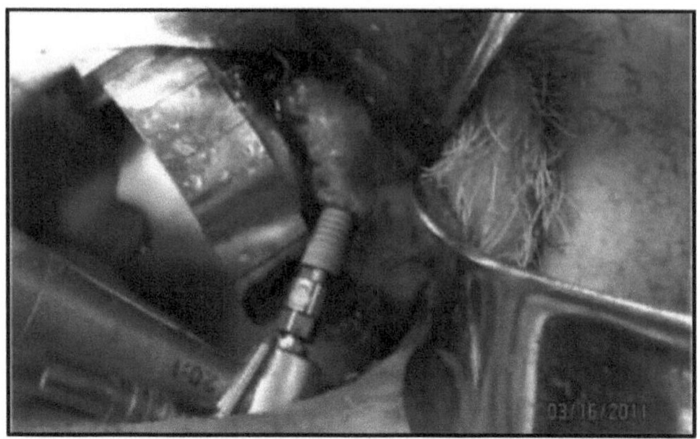

Fig.4. Inserção de implantes posteriores a 45 graus

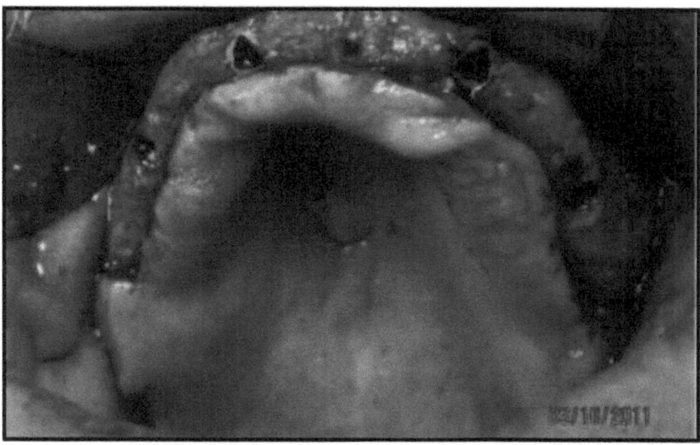

Fig.5. Colocação de 4 implantes maxilares. Note-se que o lóbulo da porção triangular do implante deve estar virado para a face vestibular.

ABORDAGEM MANDIBULAR

É efectuada uma incisão de libertação oblíqua bilateral nas posições do segundo molar; esta é depois ligada à incisão da crista. É criada uma reflexão mucoperiosteal de espessura total com atenção para localizar e evitar danificar o nervo mental (Fig. 33).O clínico tem de conhecer a localização exacta do nervo mental e antecipar o percurso da ansa em cerca de 5 mm antes do forame[29] . Mais uma vez, começando pelo local posterior do implante, incline a broca de precisão para distal num ângulo de 30° a 45° em relação à guia e perfure até à profundidade planeada (Fig. 34). A broca de precisão também é utilizada no local do implante anterior e é normalmente colocada ao longo das linhas verticais sólidas a 0° junto à linha média (Fig. 35). Mais uma vez, verificar a angulação destas brocas de precisão com uma radiografia intra-operatória (Fig. 36). Ampliar a osteotomia e ajustar a angulação para o tamanho de implante pretendido. É necessário bater na osteotomia se for encontrado osso denso antes da colocação do implante (Fig. 37,38). É imperativo manter a broca centrada dentro da medula óssea e estar ciente de não perfurar as corticais lingual ou vestibular durante as osteotomias.

Babbush e colegas, em 2013, relataram uma taxa de sucesso cumulativa de 98,7% após 3 anos de utilização de implantes NP NobelActive com um mínimo de 10 mm de comprimento para maxilares e mandíbulas gravemente atróficos. Esta taxa de sucesso é semelhante aos casos "All-on-4" bem estudados por vários autores. Babbush atribuiu o sucesso dos implantes NobelActive ao design agressivo da rosca para ajudar a ligação ao osso mole; para além disso, o colar cónico ajuda a manter a altura do osso alveolar e a estabilidade do tecido mole peri-implantar.

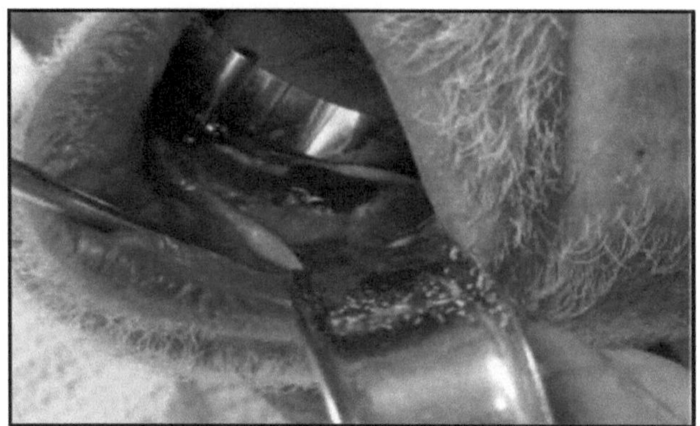

Fig.6: Nervo mental isolado

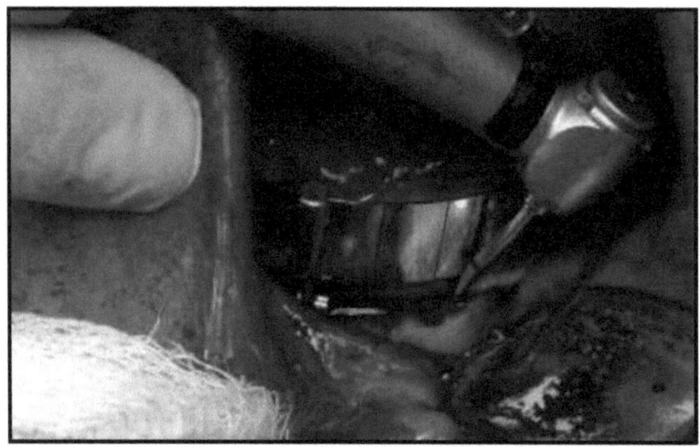

Fig.7: A broca está posicionada a 30 a 45 graus em relação à guia para a osteotomia posterior

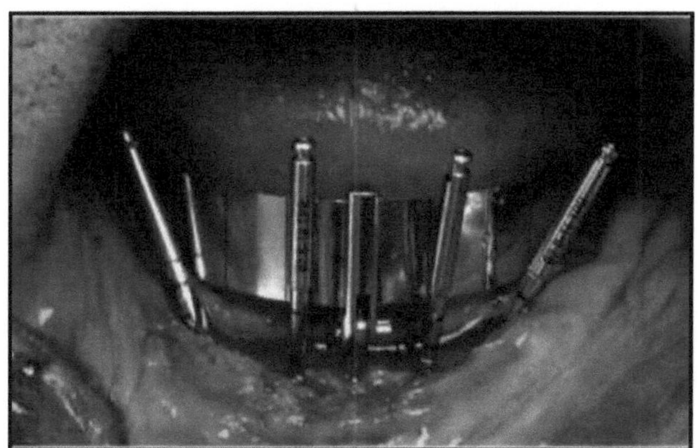

Fig.8: Colocação de 4 brocas helicoidais

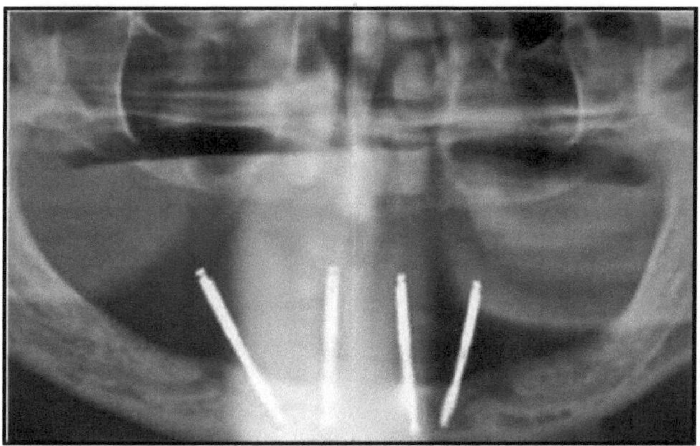

Fig. 9: Radiografia panorâmica intra-operatória da broca de 4 torções

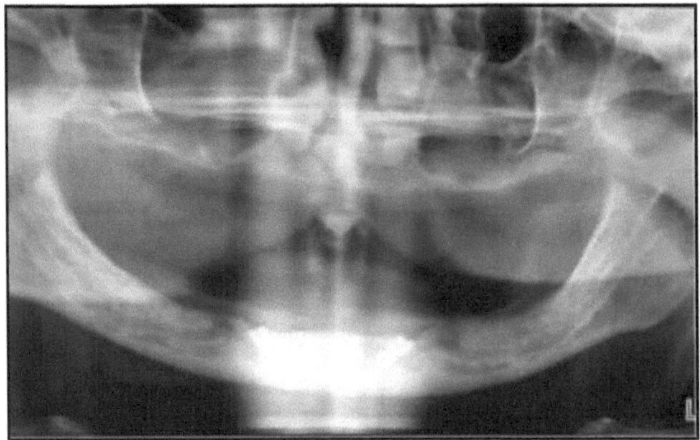

Fig.10: Radiografia panorâmica pós-operatória de quatro implantes mandibulares

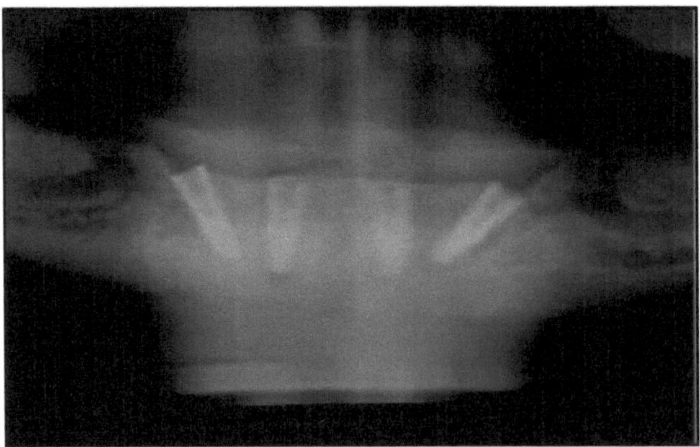

Fig.11: Grandes planos da radiografia panorâmica pós-operatória de 4 implantes mandibulares na configuração "All on four

PROCEDIMENTO PROTÉTICO: "ALL-ON-4"

CONVERSÃO DE PRÓTESE PROVISÓRIA COM PRÓTESE MANDIBULAR EXISTENTE PARA CARGA IMEDIATA

- Confirmar o binário de aperto do implante para mais de 35 Ncm .
- Registo de mordidas.
- Colocar pilares multiunit de 30° ou 17° nos locais posteriores e colocar pilares multiunit de 0° ou 17° nos locais anteriores, de modo a emergirem em direção à superfície oclusal da prótese.
- Confirme o assentamento com uma radiografia e, em seguida, aperte os pilares posteriores com 15 N cm e 30 N cm para os pilares anteriores.
- Coloque uma capa protetora de cicatrização nestes pilares e suture o local da cirurgia com suturas reabsorvíveis (ou seja, fio crómico 3-0 ou 4-0)
- Indexar a prótese com material de impressão (ou seja, polivinilsiloxano [PVS]).
- Criar um espaço adequado com uma broca de acrílico na prótese onde existem marcas de índice.
- Remova a tampa protetora de cicatrização e coloque a coifa provisória (multiunit) nos pilares multiunit.
- É necessária uma folga adequada para a coifa provisória (multiunidades) e a prótese.
- Verificar novamente se a oclusão está coincidente antes de cimentar com acrílico.
- Lute a coifa temporária (multiunidades) com material acrílico.
- Unir a superfície de suporte de tecido da prótese à coifa provisória (multiunit) com acrílico.
- Reduzir o excesso de coifa provisória (multiunidades) até ao nível da prótese.
- A prótese provisória é inserida com parafusos de prótese a 15 N cm.
- Selar o orifício de acesso com material (ou seja, fita vedante de rosca e

cavit ou PVS).

- Oclusão de função de grupo bilateral com cantilever máximo de um dente.
- Dieta suave recomendada

Em alternativa, se não estiver disponível um provisório após a conclusão do procedimento cirúrgico, os retalhos mucoperiósteos são suturados e os pilares multiunit são colocados e torcidos de acordo com as mesmas especificações (Caixa 8). Em seguida, coloque a moldeira fechada das coifas de impressão nos pilares multiunit e efectue uma impressão utilizando poliéter ou material PVS (Fig. 48 e 49). Tanto as técnicas de moldeira aberta como de moldeira fechada são aceitáveis, sendo a técnica de moldeira fechada aqui demonstrada. A impressão é removida, inspeccionada e enviada para o laboratório dentário para o modelo de tecido mole e fabrico da prótese provisória. As capas protectoras de cicatrização são colocadas sobre os pilares multiunidades enquanto a prótese provisória está a ser fabricada. É colocada uma prótese acrílica provisória de arcada completa e fixada com parafusos protéticos com um torque de 15 Ncm; isto é concluído 2 a 3 horas após a cirurgia (Fig. 50).

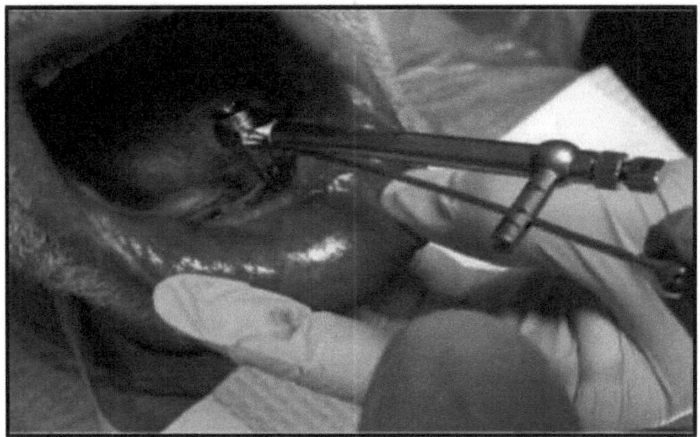

Fig.11:Confirmar o binário do implante para 35 N cm

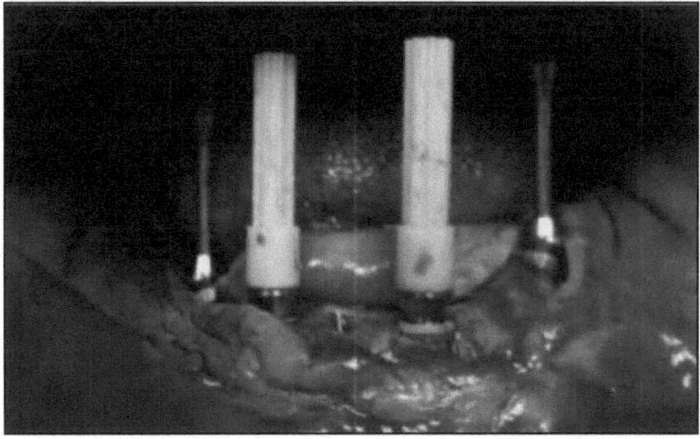

Fig.12: Colocação de pilares multiunit em implantes posteriores e anteriores. Note-se a emergência do pilar em direção à superfície oclusal.

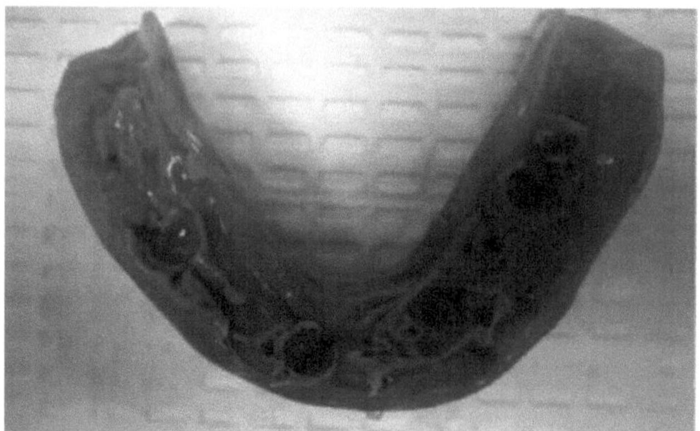

Fig.13: Indexar a prótese com PVS para localizar os pilares multiunit.

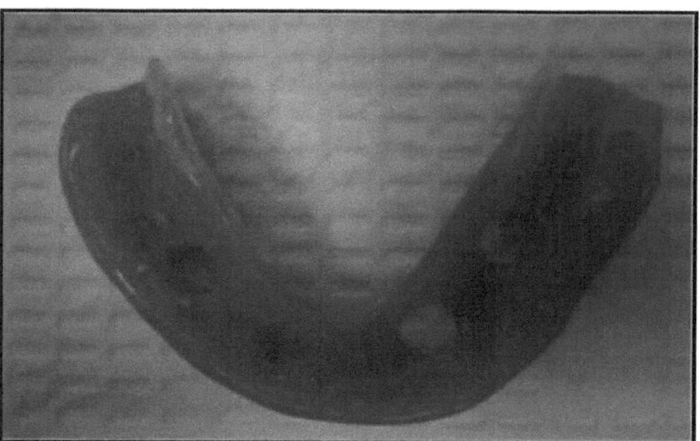

Fig.14: Vista da superfície do tecido. Criar um espaço adequado com uma broca de acrílico na prótese onde as marcas de índice estão presentes.

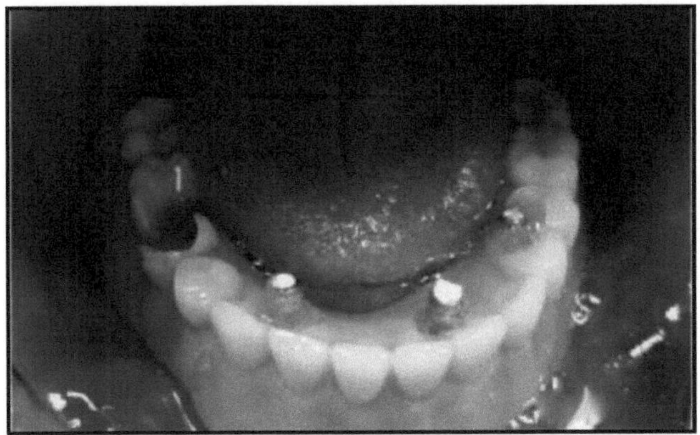

Fig.15: É necessário um espaço adequado à volta da cobertura provisória (multiunidades)

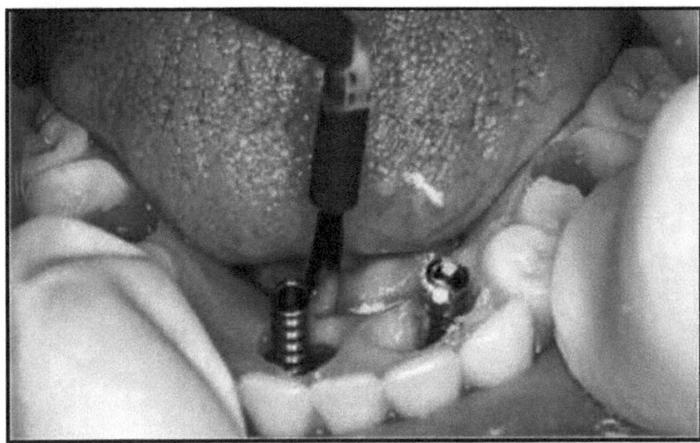

Fig.16: Lute a cobertura temporária com material acrílico.

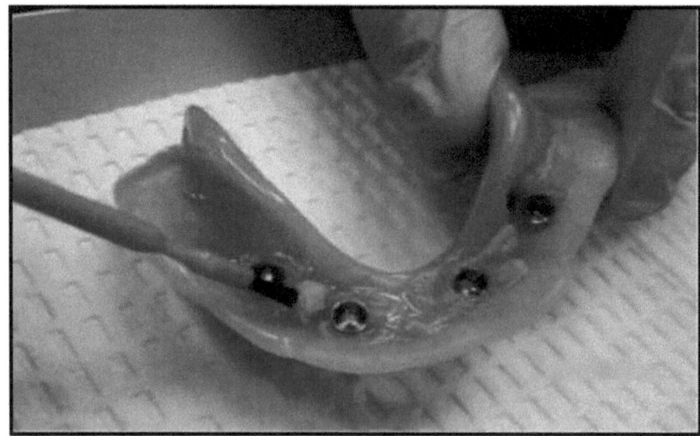

Fig.17: Unir a superfície de suporte de tecido da prótese à coifa provisória

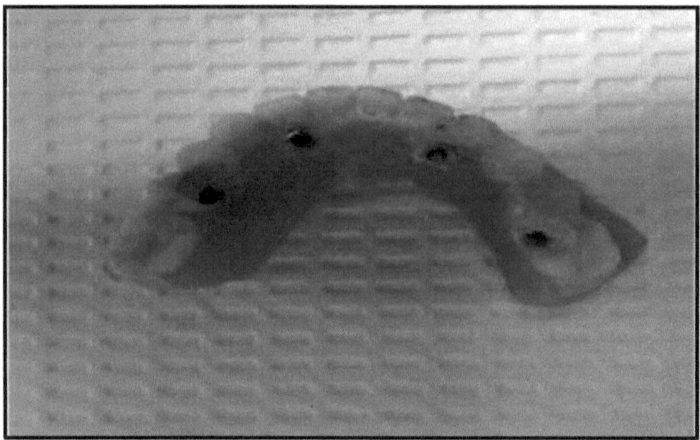

Fig.18: Reduzir o excesso de coifa provisória (multiunit) até ao nível da prótese

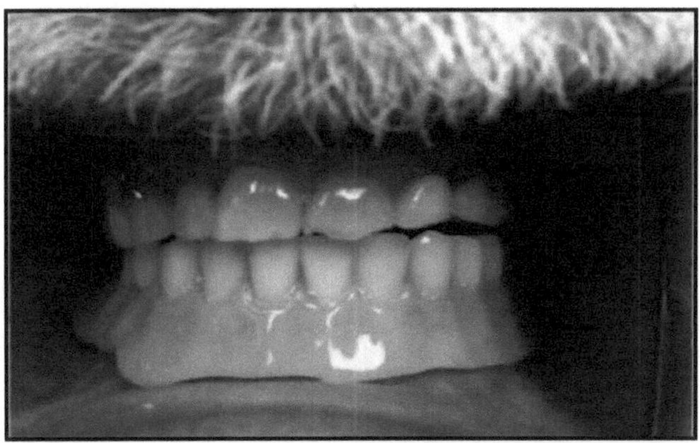

Fig. 19: Função de grupo bilateral com um dente em cantilever máximo

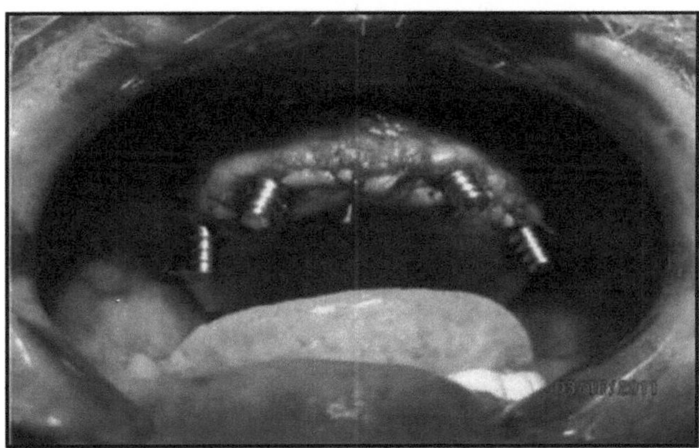

Fig. 20: Colocar a moldeira fechada das coifas de impressão nos pilares multiunidades

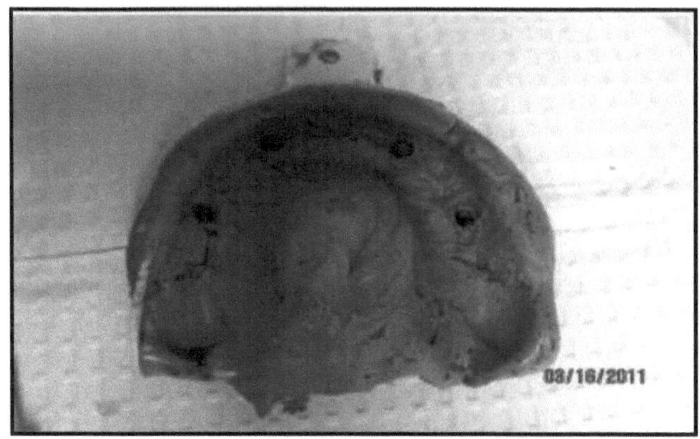
Fig. 21: Fazer uma impressão e enviar para o laboratório

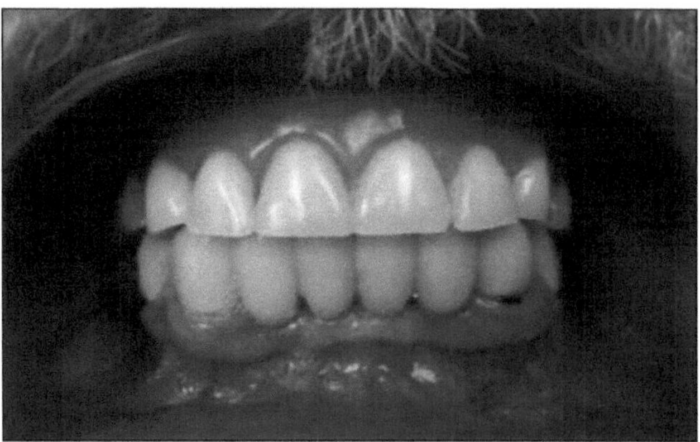
Fig. 22: Oclusão bilateral em função de grupo com um dente em cantilever máximo

OPÇÕES PROTÉTICAS FINAIS: "ALL-ON-4" (4 A 6 MESES APÓS A COLOCAÇÃO INICIAL DO IMPLANTE)

O clínico pode oferecer duas opções protéticas fundamentais aos seus pacientes com base no grau de defeito do compósito e na visibilidade do rebordo alveolar durante a avaliação do sorriso alto. A prótese fixa híbrida (prótese de perfil) é adequada para um rebordo alveolar não visível, embora se justifique uma prótese fixa removível (ponte Marius) quando o rebordo é visível. A Nobel Biocare tem 3 linhas de pontes de implantes NobelProcera com estrutura de titânio e zircónia disponíveis como opção fixa híbrida. A opção Básica é uma ponte de implante de titânio com dentes acrílicos e gengiva acrílica; a opção Média é uma ponte de implante de titânio revestida com dentes de compósito, porcelana ou coroas E-Max. Por último, a opção Premium é uma ponte com coroas individualizadas de alumina ou zircónia da NobelProcera, cada uma delas cimentada à estrutura da NobelProcera. O canino e a orientação anterior são incorporados nesta oclusão final e a superfície protética-mucosa exerce uma ligeira pressão sobre o tecido mole [30]. A restauração fixa e removível é uma prótese acrílica que pode acomodar os seguintes tipos de barras: Dolder, Hader, Redonda, Paris, e ou Barra Fresada de Forma Livre para a prótese final como uma opção de sobredentadura. Existem muitos encaixes diferentes que os clínicos podem escolher com base no nível de conforto (ou seja, localizadores, bolas, clipes). A função de grupo bilateral é incorporada na oclusão final e a prótese final deve ter pelo menos 12 dentes para uma estética e função adequadas.

O fabrico da prótese definitiva pode começar após 4 a 6 meses de cicatrização [30]. A prótese provisória é removida e a estabilidade do implante e o torque do pilar têm de ser reconfirmados para serem equivalentes às especificações de função imediata. Colocar a prótese provisória na boca do paciente e fazer um registo da mordida. Depois disso, remova a prótese provisória e coloque análogos laboratoriais de várias unidades na prótese e monte-a contra um contra-modelo num articulador. É efectuado um índice de massa na prótese que fornece informações ao técnico de laboratório sobre o comprimento da futura estrutura do padrão de resina. Este padrão de resina é fabricado no laboratório em várias secções que são transferidas para a boca do paciente e cimentadas com mais resina de polimerização automática para garantir um ajuste preciso. O padrão completo é transferido de volta para o molde e é fabricada uma estrutura com tecnologia CAD/CAM e devolvida à boca do paciente para prova. Um ajuste passivo é fundamental para garantir a exatidão e não traduzir uma tensão indevida sobre os implantes. O índice de tecidos moles é efectuado e enviado de volta ao laboratório para uma configuração. Esta relação entre os tecidos moles e a superfície de suporte dos tecidos da futura prótese é determinada para que possa ser fabricada uma adaptação íntima a partir deste índice. É efectuada uma prova em cera com a estrutura e a prótese definitiva é colocada na boca do paciente.

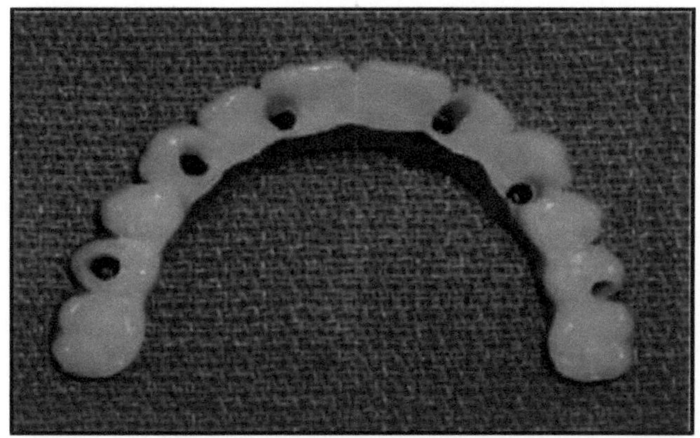

Fig.23: Restauração em cerâmica-metal

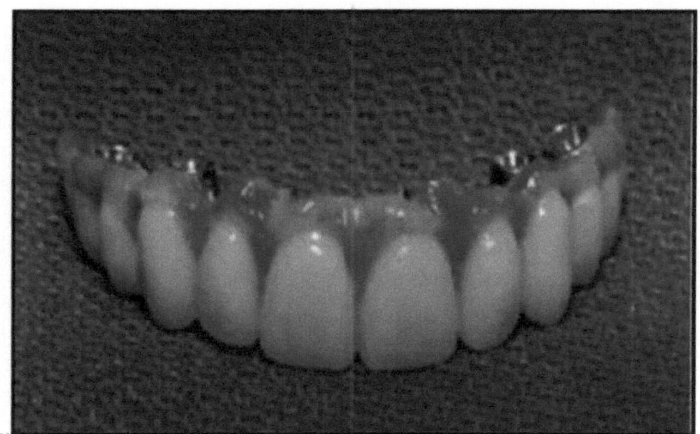

Fig.24: Restauração híbrida fixa.

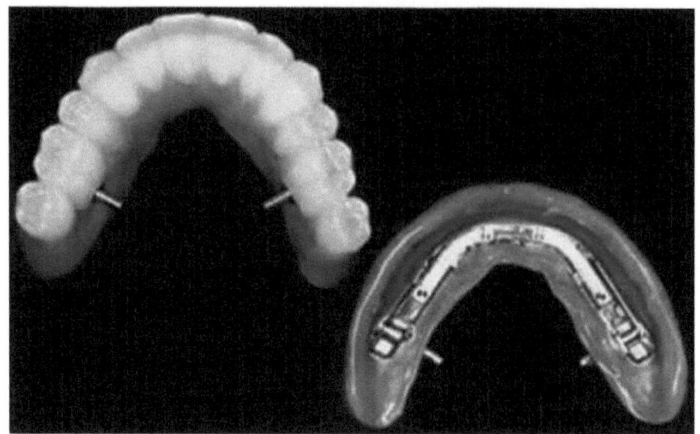

Fig.25: Restauração fixa e amovível (Ponte Marius).

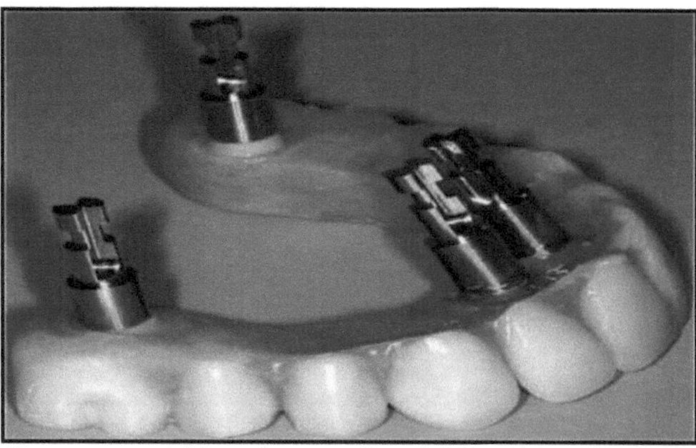

Fig.26: Remover o provisório e colocar o análogo de laboratório multiunit na prótese.

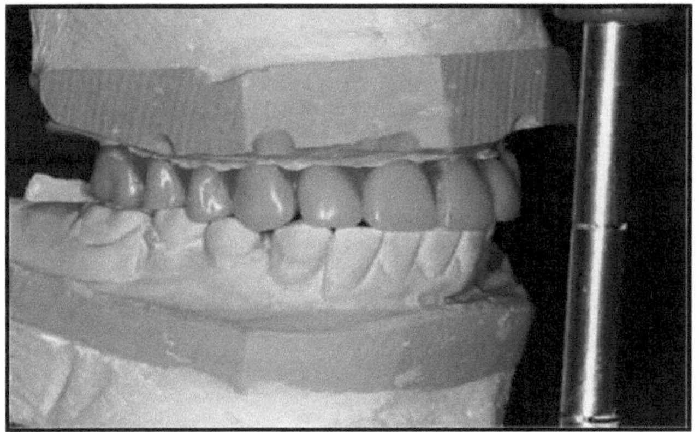

Fig.27: Montar a prótese com o análogo multiunit contra um contra-modelo.

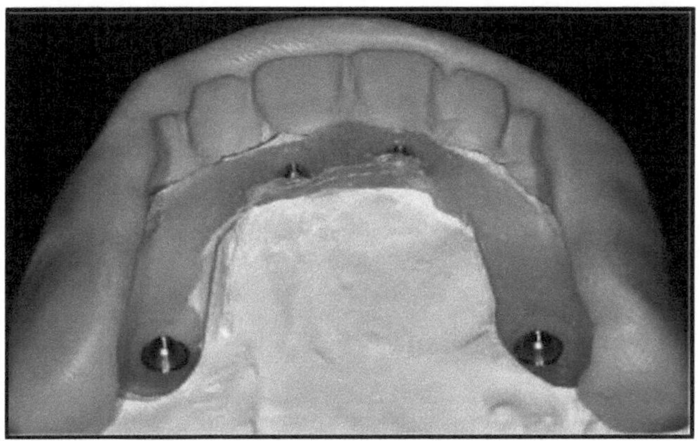

Fig.28: Indexar a prótese com massa de vidraceiro

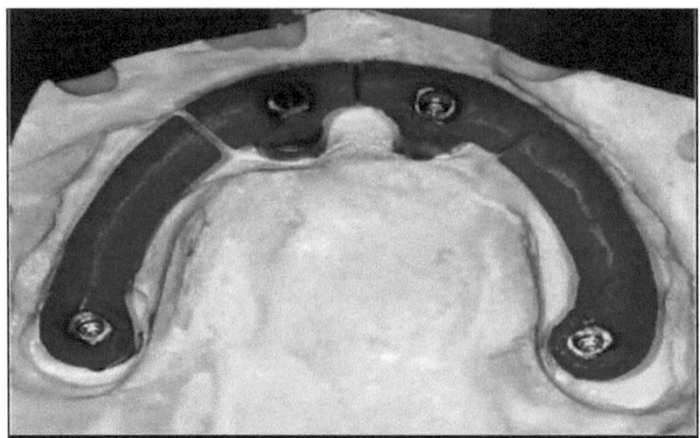

Fig. 29: O padrão de resina é fabricado

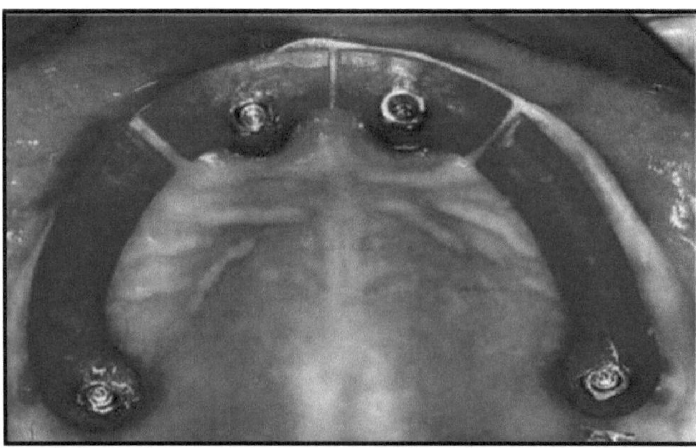

Fig.30: Transferir o padrão de resina para a boca do paciente e unir as secções com resina

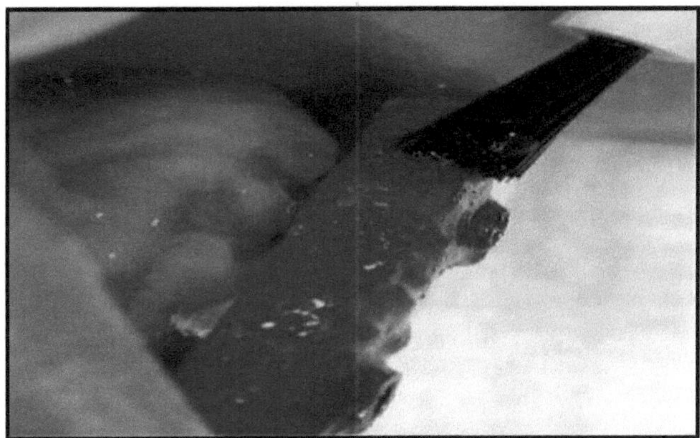

Fig.31: Transferir o padrão de resina para a boca do paciente e unir as secções com resina.

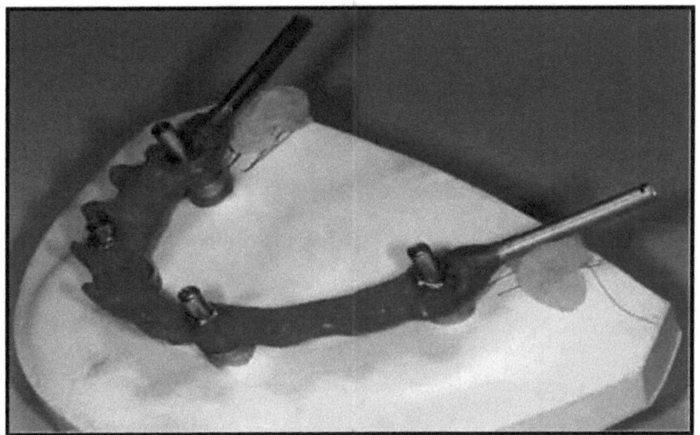

Fig.32: Este padrão de resina é digitalizado e a estrutura é feita através da tecnologia CAD/CAM.

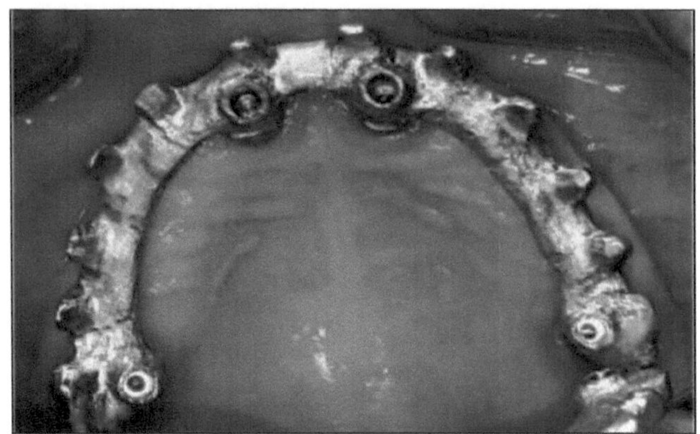

Fig.33: Estrutura de prova (ajuste passivo) na boca do paciente.

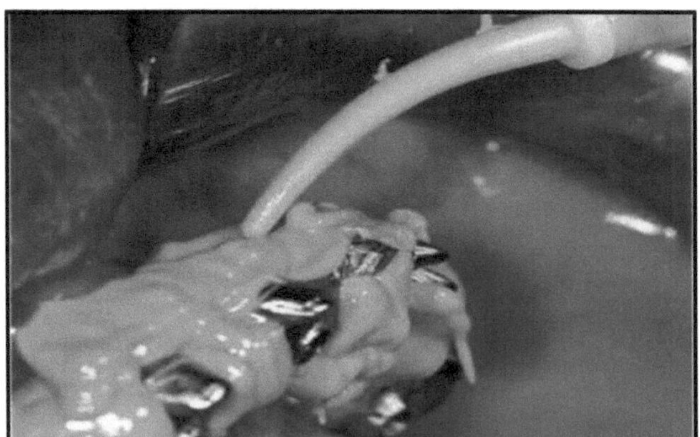

Fig.34: Índice de tecido mole da estrutura e da superfície do entalhe.

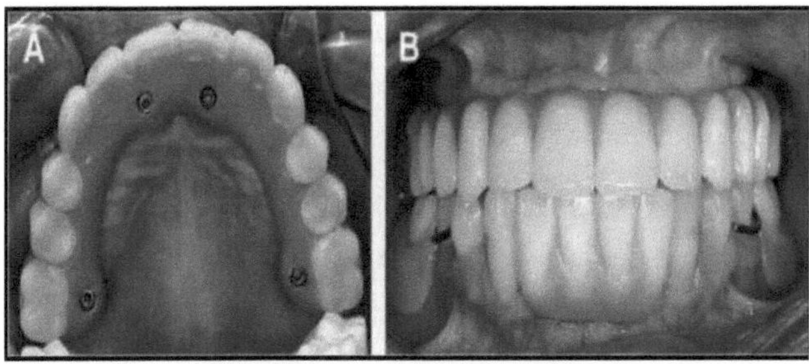

Fig.35: A) Entrega final da prótese

B) Planeamento do tratamento com implantes

<u>CONCEITO DE TRATAMENTO ALL ON 6</u>

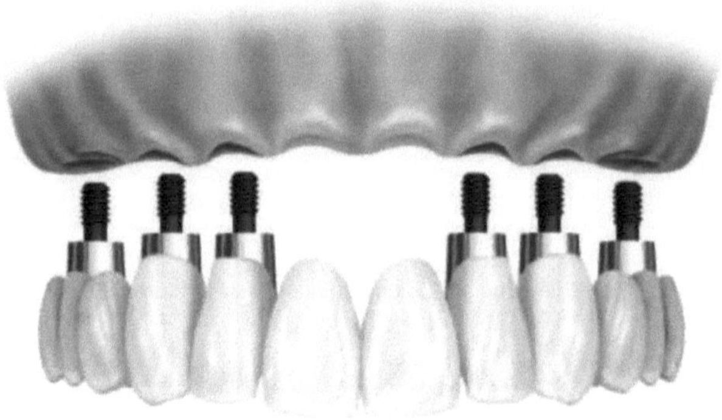

A restauração fixa suportada por implantes é um método de tratamento bem estabelecido para pacientes edêntulos. Estudos clínicos a longo prazo demonstraram que este tipo de restauração pode ser bem sucedido durante muitos anos. Historicamente, a restauração da arcada dentária desdentada só era possível através da utilização de uma terapia convencional de prótese completa e, em alguns casos, de próteses implanto-suportadas subperiosteais. Embora os implantes subperiosteais estivessem associados a complicações, como a mobilidade e taxas de sobrevivência questionáveis, durante anos, a prótese completa foi o padrão de ouro para o tratamento da arcada dentária desdentada.

A reabilitação de arcada completa, um termo utilizado por muitos profissionais, tornou-se uma opção de restauração popular em contextos dentários. Existem muitos relatos na literatura sobre a utilização de próteses de arcada completa, fixas e removíveis, retidas por implantes.

A reabilitação com implantes na maxila atrófica tem sido considerada um desafio protético e cirúrgico devido à pequena quantidade e baixa qualidade do osso, normalmente representado por osso tipo III e IV1 , e a restrições anatómicas como a presença da fossa nasal e a necessidade frequente de aumento do seio maxilar [33] . O desafio da colocação de implantes na região posterior pode também resultar em próteses longas em cantilever, aumentando o risco de falha biomecânica do implante. Assim, um diagnóstico correto e um planeamento preciso dos implantes são fundamentais para o sucesso da reabilitação com implantes.

A utilização de enxerto ósseo e elevação do seio maxilar tem sido uma alternativa para melhorar a localização da colocação do implante e o comportamento mecânico global da prótese, permitindo a colocação do implante em regiões posteriores [34] . No entanto, a natureza invasiva do procedimento cirúrgico, associada ao aumento do risco de morbilidade, aos custos elevados e ao tempo necessário para a conclusão do tratamento, são as desvantagens normalmente citadas. Quando comparada com uma prótese completa convencional, uma sobredentadura implanto-suportada requer menos implantes dentários para a reabilitação e proporciona uma retenção e conforto adequados. No entanto, as desvantagens incluem uma aparência pouco natural, uma falta de satisfação psicológica devido ao facto de ser removível e de ser relativamente mais volumosa. Para estes doentes, a restauração fixa implanto-suportada é o tratamento de eleição, porque tem as vantagens de uma aparência natural, é fixa, não cobre totalmente a região palatina e, por conseguinte, é adequada para doentes com mordaça, não é necessário removê-la para limpeza e suporta as forças mastigatórias máximas. Com a introdução do conceito "all on 6", a reabilitação dos rebordos reabsorvidos foi efectuada sem qualquer procedimento de aumento ósseo, utilizando implantes inclinados para a distal, o comprimento do cantilever foi reduzido. Tanto os implantes cilíndricos como os cónicos podem ser utilizados para estes procedimentos, o que também foi explicado numa revisão sistemática realizada por Markadam Antal et al., que afirmou que os implantes de perfil cónico têm uma resposta óssea favorável em comparação com os implantes cilíndricos ([42]). Uma revisão sistemática efectuada por Shahinaz Sayed Mohamed Hassan et al afirmou que o conceito de implante all on 6 é recomendado para a restauração de maxilares atrofiados, uma vez que apresenta uma elevada taxa de sucesso, menos acumulação de placa e formação de bolsas, menos perda de crista óssea e maior estabilidade após 12 meses de substituição, em comparação com o conceito de implante all on 4.

A utilização de implantes inclinados ou curtos no maxilar demonstrou ser uma alternativa ao enxerto ósseo, aumentando a aceitação dos doentes relativamente à reabilitação oral suportada por implantes ([2]). Embora vários estudos tenham referido que a reabilitação utilizando implantes curtos pode ser considerada um tratamento fiável,18-23 ainda não é claro se a utilização de implantes curtos na região posterior ou de implantes inclinados na região anterior é a melhor opção nos casos em que existe uma altura óssea limitada nas regiões molares ([34, 35]).

Desde há alguns anos, tem-se verificado uma tendência para conceitos de tratamento com implantes minimamente invasivos, evitando o aumento ósseo, mesmo em maxilares edêntulos muito atróficos. Estes conceitos visam tornar um tratamento com implantes mais curto, com menos inconvenientes, como inchaço ou dor, e possivelmente também mais atrativo do ponto de vista económico. Se o tratamento com implantes for menos invasivo, devido aos possíveis riscos cirúrgicos mais reduzidos e aos custos mais baixos, a terapia com implantes pode ser fornecida a um maior número de pacientes. Por minimamente invasivo entende-se principalmente a adaptação da dimensão ou da posição do implante à anatomia existente, a fim de evitar procedimentos de aumento ósseo ([33]).

Uma estratégia possível para evitar aumentos na maxila atrófica distal é a colocação de implantes curtos. Em revisões recentes, os implantes com menos de 10 mm não são inferiores aos implantes mais longos no que respeita à perda óssea ou à taxa de sobrevivência [34,35]. Mas também para a inserção de implantes curtos, a altura óssea no maxilar posterior atrófico não é frequentemente suficiente.

Agliardi et al.10 96 sugeriram uma técnica semelhante, denominada "V-II-V", que consiste em reabilitar o paciente através da colocação de uma ponte de arcada completa com carga imediata, suportada por seis implantes [36]. Esta abordagem envolve a colocação de dois implantes distais, inclinados a 30-45 graus relativamente ao plano oclusal, na parede posterior do seio maxilar. Dois outros implantes inclinados são colocados na parede anterior do seio e, finalmente, dois implantes axiais são inseridos no maxilar anterior[34,36].

Critérios de seleção

Os pacientes que foram tratados com este conceito tinham de ter o desejo e a indicação para uma prótese de arcada completa suportada por implantes e preocupações relativamente aos procedimentos de enxerto ósseo [37].

Tinham de ser física e psicologicamente capazes de se submeter a uma cirurgia convencional de implantes. Tinham de ter um volume ósseo reduzido na região molar do maxilar que não permitisse a colocação de implantes dentários com um comprimento mínimo de 6 mm sem aumento ósseo. Mas

a colocação de implantes inclinados na área dos pré-molares com um comprimento de implante de pelo menos 10 mm tinha de ser possível para que o implante fosse rodeado por osso. Todos os pacientes tiveram de ser tratados pelo mesmo cirurgião maxilofacial e pelo mesmo prostodontista. No contexto de uma altura óssea alveolar reduzida, os implantes dentários curtos tornaram-se recentemente disponíveis e oferecem aos clínicos uma opção pragmática para facilitar a restauração protética face a uma limitação anatómica [35]. Ao longo dos anos, foram introduzidos vários tipos de implantes Branemark padrão (3,75 mm) para o tratamento de maxilares edêntulos, começando com o implante de 10 mm de comprimento em 1971. Devido à necessidade de reabilitação de um número cada vez maior de maxilares atróficos, foi introduzido o implante standard de 7 mm em 1979. Desde o início, este implante foi utilizado sozinho ou com implantes mais longos em maxilares desdentados. Ao considerar estes implantes em função, os resultados a 1, 3, 5 e 10 anos mostraram uma

Além disso, para facilitar a substituição de um implante standard falhado e para melhorar a taxa de sucesso em situações de compromisso, foram introduzidos os implantes de diâmetro largo[43] . O implante de diâmetro largo foi inicialmente introduzido para cumprir duas indicações: má qualidade e/ou quantidade de osso e substituição de um implante standard falhado[38] . Alguns autores verificaram que os implantes de diâmetro largo eram bem sucedidos quando o comprimento do implante estava comprometido para situações em que a altura alveolar residual era menor. Por conseguinte, existia uma relação entre implantes mais curtos e implantes de diâmetro largo [35,38] . A reconstrução da mandíbula atrófica com implantes curtos, sem procedimentos de aumento, produziu, após mais de 10 anos de acompanhamento, uma taxa de sobrevivência cumulativa dos implantes de 92,3%[41] . Uma vez que é evidente que as deficiências dos implantes curtos podem ser melhoradas por alguns meios e que há escassez de dados relativos à revisão dos estudos sobre implantes curtos de ≤7 mm, estes devem ser objeto de uma investigação aprofundada para a sua utilização [38] .

Os critérios de exclusão foram: -

Uma infeção ou inflamação ativa nos locais pretendidos para os implantes; doença sistémica grave, por exemplo, diabetes mellitus não controlada, radiação ou quimioterapia nos 5 anos anteriores à cirurgia; medicamentos que alteram a fisiologia óssea, como os bifosfonatos, bruxismo grave ou hábito de cerrar os dentes; e má higiene oral.

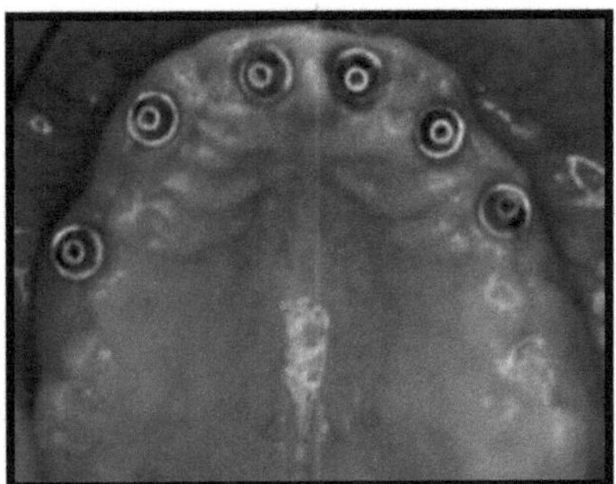

FIGURA:1

Chrcanovic et al. publicaram uma revisão sistemática e uma meta-análise com o objetivo de avaliar a taxa de insucesso dos implantes, a perda óssea marginal[40] e a infeção pós-operatória em pacientes reabilitados com implantes dentários inclinados ou axiais. Sugeriram que as diferenças na angulação dos implantes dentários podem não afetar a sobrevivência do implante ou a perda óssea marginal[39].

No entanto, como resultado de alguns estudos, afirma-se que, em caso de volume ósseo limitado devido à reabsorção vertical na região posterior da mandíbula ou à presença de forames mandibulares, em vez de colocar um implante longo inclinado distalmente, seria mais razoável colocar um implante reto curto [40,35]. Neste caso, pode afirmar-se que os implantes curtos e rectos absorvem melhor as cargas oclusais, reduzindo as tensões compressivas que são destrutivas para o osso cortical e prolongam a vida clínica dos implantes e das próteses.

Procedimento de tratamento

O procedimento de tratamento do All on 6 divide-se em 3 fases

1) Fase pré-cirúrgica
2) Fase cirúrgica
3) Fase protética

1) Fase pré-cirúrgica :

O doente deve ser submetido a exames médicos de rotina, como hemograma completo, tensão arterial e níveis de açúcar no sangue. Todos os relatórios devem ser normais e, em seguida, o paciente deve ser aconselhado a efetuar uma CBCT do maxilar para avaliar a qualidade e a quantidade (comprimento e largura) do osso alveolar. Após a avaliação da CBCT do maxilar, devem ser planeados 6 implantes (i.e.) dois implantes anteriores na região dos caninos, dois implantes na região do 1º pré-molar e os restantes dois implantes posteriores na região dos molares. A colocação dos implantes <u>deve ser decidida estrategicamente para evitar a posição de cantilever nas próteses finais.</u>

Em seguida, deve ser efectuada uma moldagem diagnóstica com material de moldagem hidrocolóide irreversível e a moldagem deve ser vazada com um produto de gesso de tipo III. O doente deve ser pré-medicado com antibiótico oral e analgésicos adequados um dia antes da cirurgia.

2) Fase cirúrgica :

No dia da cirurgia, o procedimento e as suas consequências devem ser explicados ao doente. Todo o instrumental cirúrgico e o fisiodispensador devem ser mantidos prontos e o local da cirurgia deve ser preparado com gaze embebida em betadine. Deve administrar-se lignocaína a 2% e adrenalina 1:100.000 como bloqueio bilateral do nervo infra-orbital, bloqueio do nervo alveolar superior posterior, bloqueio do nervo nasopalatino e bloqueio do nervo palatino maior[42] . Deve ser efectuada uma incisão crestal com a lâmina BP n.º 15, estendendo-se da região molar do 1º quadrante para o 2º quadrante. Em seguida, usando o elevador periosteal, o retalho mucoperiosteal deve ser elevado. O procedimento de perfuração deve ser iniciado, a primeira perfuração deve ser efectuada com uma broca piloto. Após a perfuração piloto de cada local, o pino de paralelismo deve ser colocado no interior do local perfurado e avaliado quanto ao paralelismo. Em seguida, a perfuração subsequente deve ser concluída, após o que devem ser colocados seis implantes com uma chave de implantes e o pilar de cicatrização deve ser aparafusado com uma chave hexagonal. Devem ser colocadas várias suturas simples interrompidas com sutura de seda 3-0 em círculo invertido. Devem também ser administrados os antibióticos orais e analgésicos IM adequados. A radiografia pós-operatória (ortopantomografia) deve ser efectuada para avaliar a colocação do implante e as estruturas vitais adjacentes. Após 1-2 horas, o doente deve ser novamente reavaliado quanto a hemorragia ou dor, após o que devem ser dadas instruções e medicamentos pós-operatórios e, em seguida, podemos dar alta ao doente. O doente deve ser chamado para um seguimento subsequente no dia seguinte, no terceiro dia e após uma semana. Após a aproximação da linha de incisão, a remoção da sutura deve ser efectuada após uma semana. O doente deve ser convidado a ter uma dieta suave e deve ser chamado de novo ao fim de 4-6 meses para a fase protésica.

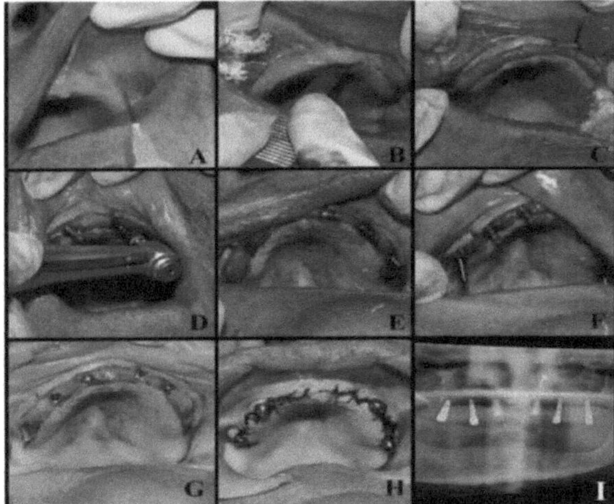

FIGURA:2 A. Anestesia local; B. Incisão crestal; C. Elevação do retalho muco-periosteal; D. Perfuração do implante; E&F. Avaliação dos pinos paralelos; G. Implante colocado; H. Sutura de seda (3-0) colocada; I. Ortopantomografia tirada após a colocação do implante

3) Fase protética :

Após uma osseointegração satisfatória, o doente deve ser chamado para a reabilitação protética. Os locais de implantação devem ser avaliados quanto à cicatrização completa e verificados quanto a sinais de inflamação. O pilar de cicatrização dos implantes deve ser removido.

Técnicas de impressão :-

Podemos utilizar técnicas de moldagem com moldeira fechada ou aberta.

Técnica de impressão em tabuleiro fechado para todos os 6 :-

As coifas de moldagem adequadas devem ser selecionadas para a técnica de moldagem com moldeira fechada. As coifas de moldagem com moldeira fechada devem ser aparafusadas e devem ser tomadas utilizando massa de silicone de adição e material de moldagem elastomérico de corpo leve. Em seguida, as coifas de impressão devem ser removidas e os análogos dos implantes devem ser fixados e colocados na impressão na respectiva posição e a impressão deve ser vazada com um gesso dentário tipo III. Em seguida, o pilar necessário deve ser colocado sobre o análogo do implante no molde e devem ser fabricados gabaritos com resina padrão e hastes metálicas. A prova do gabarito deve ser efectuada para verificar se o modelo mestre é preciso antes do fabrico da estrutura metálica e também para assegurar o ajuste da estrutura final [43,44]. Entretanto, a impressão primária e secundária convencional deve ser efectuada para a arcada mandibular e a impressão deve ser vertida com pedra dentária.

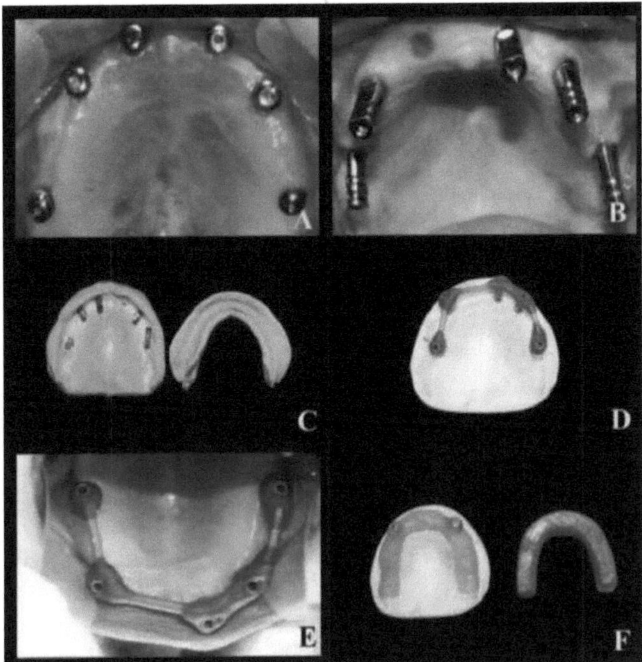

Fig. 3. A. Avaliação do implante após seis meses B. Colocação da coifa de moldagem em moldeira fechada para a moldagem C. Moldagem final D. Fabrico do gabarito E. Ensaio do gabarito F. Fabrico do rebordo oclusal para a relação do maxilar (rebordo oclusal de 2 peças)

Técnica de impressão em moldeira aberta para todos os 6 :-

Na consulta preliminar:

1. É efectuada uma impressão convencional em alginato e são moldados modelos de estudo;

2. É fabricada uma moldeira rígida personalizada com uma janela cortada sobre o implante (ver secção sobre a conceção da moldeira

para mais pormenores).

Na próxima consulta:

1. Os pilares de cicatrização são removidos;
2. As coifas de impressão apropriadas são selecionadas e colocadas. Estas coifas foram unidas intra-oralmente para proporcionar maior rigidez e possivelmente maior precisão (Fig. 4)

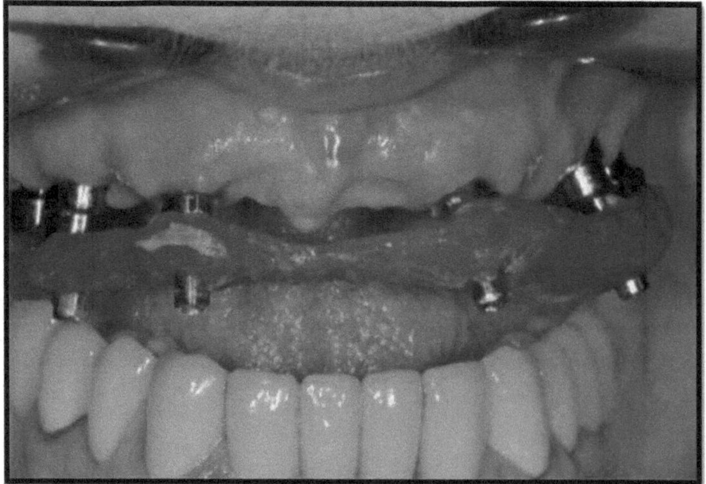

Figura 4:- Impression Copings esplintados intra-oralmente para maior rigidez.

3. O tabuleiro aberto é experimentado; as coifas de impressão devem emergir ao nível da janela. Isto permite uma fácil remoção das coifas de impressão, assegurando simultaneamente que as coifas são suportadas por material de impressão suficiente;

4. A janela é selada com cera;
5. É efectuada uma impressão na moldeira aberta com um material de impressão de silicone. As pontas das coifas de impressão devem ser

sentidas através da cera que cobre a janela;

6. Depois de a impressão ter assentado, as coifas de impressão são desenroscadas através da janela da moldeira e a impressão é removida da boca juntamente com todas as coifas de impressão no seu lugar (Fig. 5)

7. Os pilares de cicatrização são substituídos.

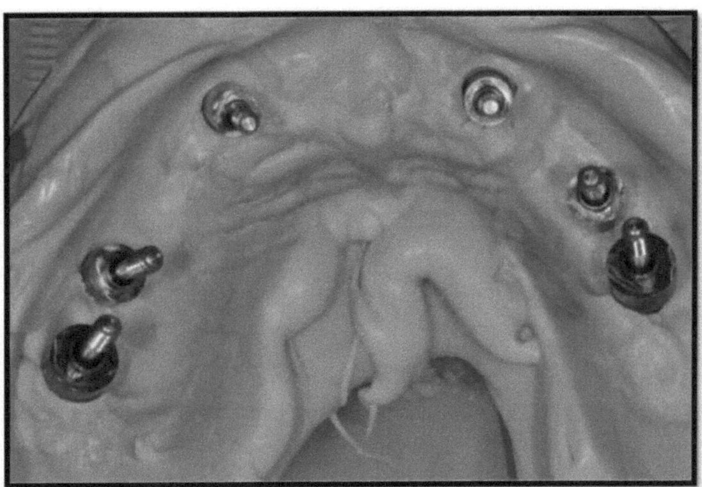

Figura 5:- Impressão PVS

A impressão dos implantes foi efectuada com silicones de adição (VPS) com diferentes viscosidades após a fusão de toda a transferência de impressão com a resina vermelha Duralay .[44]

Uma revisão sistemática recente sobre as técnicas de moldagem mostrou que, em situações em que existem três ou menos implantes, não havia diferença entre uma abordagem com moldeira aberta e com moldeira fechada. Contudo, se existirem quatro ou mais implantes, as impressões parecem ser mais exactas com uma técnica de moldeira aberta.

O registo da relação maxilar e mandibular deve ser tirado e articulado num articulador semi-ajustável e a disposição dos dentes deve ser feita (Fig. 4 A). De seguida, a prótese de prova deve ser colocada na boca do doente e avaliada quanto a uma oclusão equilibrada (Fig. 4 B). Com esta oclusão, as forças de mordida serão principalmente de natureza compressiva para a prótese, os implantes e o osso. Em seguida, a prótese final deve ser fabricada utilizando resina acrílica de polimerização a quente através de desparafinação e polimerização convencionais. A prótese de implante híbrida maxilar final deve ser colocada em posição, os pilares devem ser aparafusados e os orifícios devem ser bloqueados com resina composta (Fig. 4 C&D).

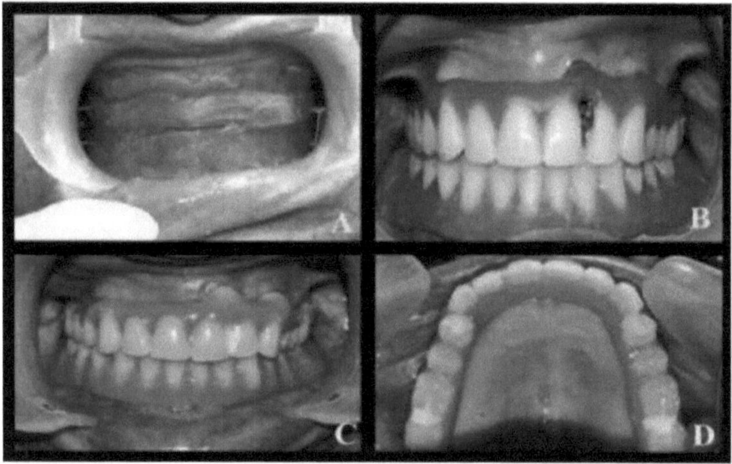

Fig. 6. A. Relação maxilo-mandibular B. Prova da prótese de arrasto C. Prótese híbrida final in situ D. Vista oclusal da prótese híbrida final E. Vista pós-reabilitação

COMPARAÇÃO ENTRE OS TRATAMENTOS "TUDO EM 4" E "TUDO EM 6

As caraterísticas anatómicas da maxila edêntula tornam a reabilitação de maxilares atróficos com implantes dentários um desafio. O seu complexo processo de reabsorção tridimensional envolve a reabsorção vertical e/ou horizontal do rebordo alveolar e a pneumatização do seio [50].

Para além disso, são frequentemente observadas cavidades nasais esticadas[51], reabsorção da região posterior[52], e baixa qualidade e quantidade óssea[53]. A reabsorção óssea posterior restringe a utilização de implantes dentários e resulta frequentemente na utilização de próteses longas em cantilever [54,55], ou procedimentos de enxerto sinusal [7]. Na presença de um cantilever, pode observar-se uma sobretensão do implante [54,55], o que aumenta o risco de fracasso do implante e as complicações biomecânicas. A cirurgia de enxerto sinusal tem limitações, incluindo múltiplos procedimentos cirúrgicos, morbilidade do doente, um maior risco de complicações, um período de tratamento mais longo, custos mais elevados e baixa aceitabilidade por parte dos doentes [57,58].

O conceito all-on-four foi introduzido para resolver estes problemas [59]. Este conceito de tratamento permite a reabilitação de um maxilar totalmente edêntulo com um volume ósseo mínimo, intervalos de tratamento curtos, custos mais baixos, menor morbilidade do doente e uma melhor qualidade de vida[56,59,60]. São utilizados quatro implantes para reabilitar maxilares totalmente edêntulos com próteses fixas [60]. Dois implantes são colocados axialmente na região anterior do rebordo alveolar e dois são angulados distalmente (30° a 45°) na região posterior. Estudos clínicos[52,56,59] demonstraram que a abordagem all-on-four é previsível e tem uma taxa de sobrevivência cumulativa de implantes de até 99%.

No entanto, a sobrevivência protética é ligeiramente menor (até 95% após 10 anos)[61]. Problemas como a fratura da prótese, a fratura da coroa de porcelana, o afrouxamento do pilar, o afrouxamento do parafuso protético e factores que levam à sobrecarga da prótese, como o bruxismo ou a presença de um cantilever longo, podem estar relacionados com a diminuição da taxa de sobrevivência protética no conceito All-on-Four. Dependendo do posicionamento do implante posterior e do grau de atrofia da mandíbula, a presença de cantilever pode ser inevitável, o que aumenta o risco de complicações mecânicas nas próteses (até 50%). Assim, a presença de volume ósseo na mandíbula posterior que permita a inserção de mais implantes é benéfica para melhorar o suporte protético e diminuir o comprimento do cantilever .[52]

A utilização de implantes curtos na região posterior também é considerada uma alternativa não invasiva aos procedimentos de enxerto ósseo e uma opção viável do ponto de vista biomecânico, uma vez que um maior número de varreduras do implante resulta numa melhor distribuição da força no sistema de suporte do implante. Os implantes de 7,0 e 8,5 mm apresentaram taxas de sucesso semelhantes às dos implantes de comprimento padrão[62] . Embora o conceito "all-on-six" pareça induzir uma tensão menor em comparação com o conceito "all-on-four"[63] , os factores relacionados com as próteses ainda não foram avaliados. O material da estrutura protética desempenha um papel importante na transmissão do stress ao sistema de suporte dos implantes e à região óssea peri-implantar .[64]

Os estudos com implantes inclinados integrados na região interforaminal para mandíbulas comprometidas optimizam a dispersão anterior posterior dos implantes de forma a evitar os feixes neurovasculares[65.] . Isto levou à aceitação do conceito popular de "All on Four", em que existe uma colocação angular dos implantes distais para evitar estruturas vitais. No entanto, existem provas contraditórias relativamente à reabsorção óssea e à elevada concentração de tensão no osso cortical em torno de implantes inclinados. A estabilidade do osso marginal à volta dos implantes dentários é fundamental para a sua longevidade e a sua perda terá impacto no prognóstico do tratamento.

Cláudia Lopes Brilhante Bhering et al avaliaram no seu estudo duas alternativas ao procedimento de enxerto ósseo para a reabilitação de maxilas moderadamente atróficas com implantes dentários: os conceitos all-on-four (gold standard) e all-on-six (grupo experimental). As hipóteses testadas foram as seguintes: um implante curto na parte posterior do maxilar (conceito all-on-six) resultaria num menor stress para os implantes e para o tecido ósseo do que implantes longos e angulados (conceito all-on four); Foi fabricado um maxilar totalmente edêntulo para simular um maxilar atrófico com pneumatização moderada do seio maxilar que seria reabilitado com uma prótese dentária fixa de arcada completa de acordo com os conceitos de tratamento all-on-four (F) ou all-on-six (S) Foi selecionado um modelo virtual 3D de um maxilar totalmente edêntulo As caraterísticas anatómicas do modelo do maxilar foram ajustadas com base na literatura para simular os conceitos de tratamento avaliados.

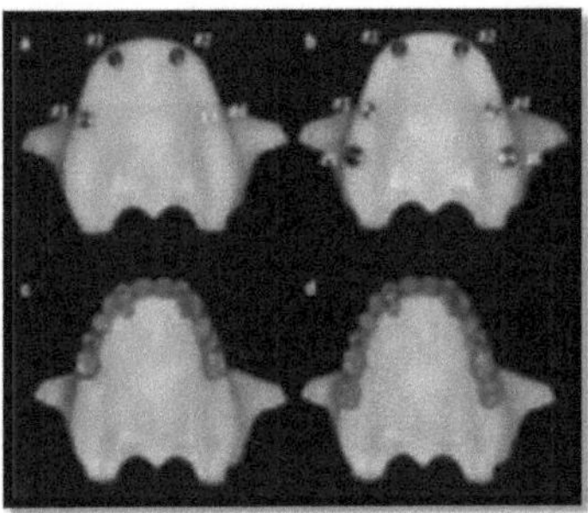

Fig. 1. Protótipos dos modelos virtuais com os implantes e a estrutura protética fixa implanto-suportada encerada para faceta cerâmica: Grupos F (a, c) e S (b, d).

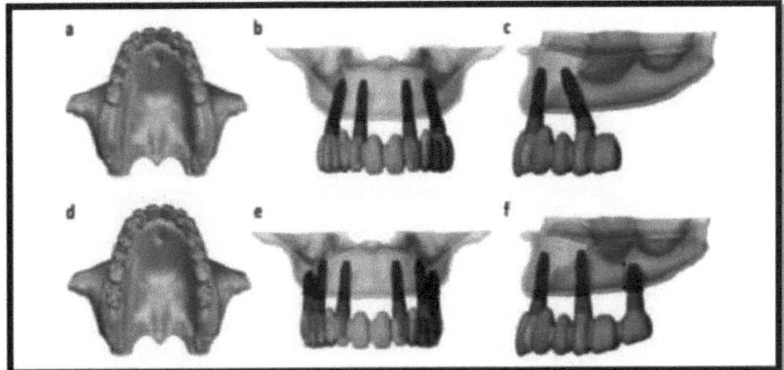

Fig. 2. Estrutura protética virtual e posicionamento do implante num modelo virtual

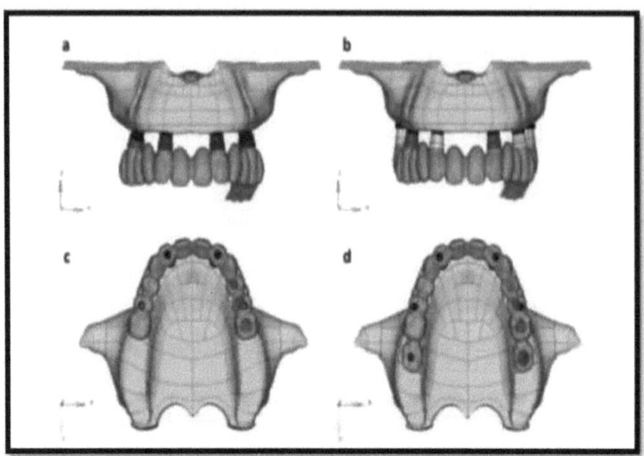

Fig. 4. Vistas frontal (a, b) e oclusal (c, d) da aplicação de carga (linhas vermelhas) para os grupos F (a, c) e S (b, d).

Este estudo comparou o comportamento mecânico de dois tratamentos alternativos (os conceitos F e S) a um procedimento de enxerto ósseo para a reabilitação de maxilares moderadamente atróficos com implantes dentários. A primeira hipótese testada, que propunha que os implantes curtos na parte posterior do maxilar (conceito S) resultariam em menor tensão nos implantes e no tecido ósseo do que os implantes longos e angulados (conceito F), foi parcialmente aceite. O tratamento S apresentou valores mais baixos de σVM (19%) e σmin (25%) nos implantes e no osso cortical, respetivamente. A presença de um maior número de implantes no conceito S permite uma melhor transmissão de força para os implantes e tecidos de suporte, o que poderá explicar os nossos resultados. O mesmo comportamento foi observado para o osso trabecular, que apresentou uma ligeira diminuição do valor de σmax (10,5%) no grupo S. A redução da tensão provocada pela adição de implantes na região posterior está de acordo com um estudo in vivo[66] . No entanto, considerando o σmax no osso cortical, o conceito

S apresentou valores mais elevados do que o conceito F. Os menores valores de deslocamento observados nos grupos S podem ser a força motriz para esse resultado. O carregamento da estrutura protética criou energia no sistema que resultou em deformação e flexão da estrutura, que foram distribuídas por todo o comprimento da estrutura e deslocaram os implantes. Um estudo concluiu que, quando existia uma grande quantidade de deformação junto ao ponto de aplicação da carga, eram observados níveis de tensão mais elevados à volta dos implantes de suporte e havia uma redução da energia e da tensão transmitidas aos outros implantes[66] . Estes achados corroboram os resultados do presente estudo. A presença de um suporte distal nos grupos S (implante #6) resultou numa maior resistência à deslocação do conjunto e, por conseguinte, foram observadas deslocações menores e valores de tensão mais elevados (σmax) no ponto de aplicação da carga, em comparação com os grupos F. Conclusões Com base nos resultados do estudo, é possível concluir que:- O conceito de tratamento all-on-six apresentou o comportamento biomecânico mais favorável e pode ser considerado uma alternativa viável para a reabilitação de maxilas atróficas moderadas.

Noutro estudo, Aishwarya et al compararam os comportamentos biomecânicos em torno de implantes colocados distalmente de dois conceitos de tratamento (all on four e all on six) com reabilitação com implantes para mandíbula edêntula moderadamente atrófica. O conceito all on four e all on six para mandíbula edêntula e os respectivos padrões de tensão gerados no osso cortical e esponjoso foram analisados com a análise de elementos finitos 3D (FEA).

Dois pilares cilíndricos de titânio (3 mm de altura) com um perfil reto foram modelados e colocados nos implantes verticais, e 2 pilares angulados a 17° foram unidos aos implantes inclinados para o Modelo A. O Modelo B tinha seis pilares cilíndricos verticais de titânio para todos os seis implantes. Uma estrutura rígida de crómio-cobalto com 3 mm de espessura e 10 mm de comprimento, em forma de arco, foi concebida para servir de estrutura unida aos pilares dos implantes [66]. O modelo final representou uma substituição protética completamente fixa para uma mandíbula edêntula suportada por 4 implantes (Modelo A) de acordo com a técnica All-on-4 e 6 implantes (Modelo B) (Tabela 1).

Table 1: Description of models

Clinical situation	Implant number	Implant location	Implants positioning	Implant dimensions (mm)	References
All on 4	4	2-lateral incisor	Vertical	3.3×11.5	[2,17]
		2-second premolar	Inclined 17°to distal	3.8×11.5	[18]
All on 6	6	2-lateral incisor	Vertical	3.3×11.5	[9,19]
		2-second premolar	Vertical	3.8×11.5	
		2-second molar	Vertical	4.2×11.5	

Para avaliação e posterior comparação da distribuição de tensões na interface osso-implante em cada modelo, foram avaliadas as três condições de carga seguintes [67].

- Carregamento 1: Foi aplicada uma carga vertical individual de 100 N a todos os implantes

• Carregamento 2: Foi aplicada uma carga horizontal individual de 100 N a todos os implantes

• Carga 3: Foi aplicada a todos os implantes uma carga oblíqua individual de 141 N a 45° no sentido vestibulolingual.

Resultados

Os valores máximos de tensão principal (MPa) foram mais elevados no Modelo A relativamente ao Modelo B para o osso cortical, todos os implantes e os dois implantes mais distais. No entanto, os valores de tensão para o osso trabecular registaram uma tendência oposta em condições de carga vertical e horizontal.

Quando comparado com o mesmo implante no modelo "All-on-Four", o modelo de seis implantes apresentou menos tensão, com uma queda notável no implante mais mesial. Além disso, observou-se que a tensão se concentrou da mesma forma em ambos os modelos no colo do implante em todas as situações de carga.

De acordo com várias investigações, as forças oblíquas reflectem melhor as tensões oclusais. No nosso estudo, a simulação da mastigação foi avaliada com a aplicação de cargas verticais e horizontais (100 N), bem como uma carga oblíqua combinada (141 N) com uma inclinação de 45° em relação ao plano oclusal, individualmente em cada implante[66] . Em todas as situações de carga, independentemente do modelo, a tensão principal máxima concentrou-se no colo do implante, tal como observado noutros estudos. A presença de um suporte distal neste grupo (implante #6) levou a uma melhor distribuição da tensão numa área maior. Além disso, a configuração all-on-six apresentou valores mais baixos de tensão principal máxima (σmax) no osso cortical e nos implantes, em comparação com o Modelo A, que apresentou consistentemente valores de tensão mais elevados em todas as condições de carga

Ozdemir Dogan et al. verificaram que o modelo de seis implantes teve um melhor desempenho do que o modelo de quatro implantes na mandíbula. Almeida et al. observaram valores mais baixos de tensão principal máxima e mínima com o modelo de seis implantes do que com o modelo de quatro implantes com uma estrutura de titânio. . Silva et al. compararam o comportamento biomecânico do sistema "All-on-Four" com o de uma prótese maxilar suportada por seis implantes com implantes distais inclinados. Os cientistas descobriram que os locais de tensão e os padrões de distribuição dos dois modelos eram semelhantes. No entanto, a adição de implantes reduziu os valores máximos de tensão de von Mises, mas a presença de um cantilever aumentou significativamente a tensão. A sobrecarga no osso cortical e trabecular ocorre quando o máximo excede 100-130 MPa e 5 MPa, respetivamente, de acordo com os limites fisiológicos (resistência óssea final). Os valores encontrados em ambas as ideias de tratamento foram inferiores aos considerados patológicos para o tecido ósseo com base nestes parâmetros. Os resultados encorajadores do conceito de seis implantes sugerem que, nos casos de risco biomecânico (por exemplo, bruxismo, osso de baixa qualidade), pode ser necessário um maior número de implantes. Uma outra vantagem é a eliminação de um cantilever neste conceito através da utilização da maioria dos implantes distais.

Bevilacqua et al. demonstraram que os implantes sofrem um aumento de tensão proporcional ao comprimento do cantilever. [66] Este é um dos principais factores que contribuem para os insucessos clínicos em implantologia dentária. Zampelis et al. no seu estudo bidimensional observaram que, quando os segmentos do cantilever eram removidos, as concentrações de tensão no local de contacto osso-implante mais coronal eram subsequentemente reduzidas. No nosso estudo, os implantes mais distais sofreram maior tensão no modelo de quatro implantes do que no modelo de seis implantes. Este facto está de acordo com um estudo semelhante realizado por Naini et al.

Outro estudo de FEA realizado por Derya Ozdemir Dogan et al, colocou a hipótese de que, uma vez que o conceito "all-on-four" é uma abordagem clinicamente viável para mandíbulas severamente reabsorvidas, implantes igualmente curtos seriam um desenho de tratamento alternativo bem sucedido. O objetivo do presente estudo foi avaliar o efeito das forças nos implantes e nos rebordos alveolares de suporte no conceito "All-on-Four" e nos designs alternativos, utilizando a análise de elementos finitos 3D (FEA).

Foram efectuados diferentes desenhos de implantes com diferentes alternativas de tratamento para a mandíbula edêntula como grupos de estudo. Desenho 1: os implantes foram colocados de acordo com o conceito "All-on-Four". Foram utilizados implantes Brânemark System® MkIII - TiUnite® (Nobel Biocare) para gerar os modelos de implantes. Os implantes curtos foram concebidos com 7 mm, e os implantes longos foram concebidos com 13 mm de comprimento. Todos os implantes foram concebidos com 4 mm de diâmetro. Noutros grupos, os implantes longos foram colocados na mandíbula anterior, entre os foramens mentais, e os implantes curtos foram colocados na mandíbula posterior, atrás dos foramens, e todos foram colocados verticalmente. A infraestrutura foi feita de titânio e foi criada uma prótese acrílica com 12 dentes acrílicos para a superestrutura de todos os modelos.

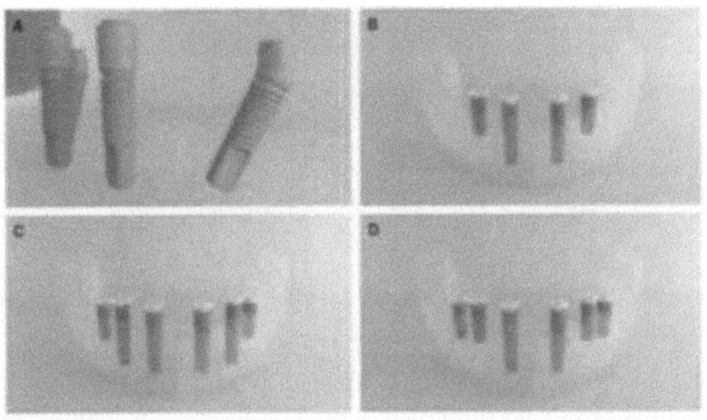

Figure 1 Different implant designs. (A) Design 1) "All-on-Four" concept. (B) Design 2: anterior two straight-long, posterior two straight-short implant. (C) Design 3: four straight-long, two straight-short implant. (D) Design 4: two straight-long, four straight-short implant.

Os valores mínimos de tensão principal para os diferentes desenhos foram apresentados nas Figuras 4-6. Os valores de tensão mais elevados foram medidos no Desenho 4 entre todos os grupos e, para este desenho, o implante curto e direito na parte posterior causou o valor de tensão mais elevado no osso circundante. Quando se compararam os Desenhos 3 e 4, a utilização de um implante curto em vez de um longo na área média do implante causou valores de tensão mais elevados nos tecidos de suporte, sendo mais elevados no osso trabecular. Os valores de tensão mais baixos foram medidos no Desenho 3 entre todos os grupos. Quando se compararam as concepções 1 e 2, os implantes longos e inclinados provocaram valores de tensão mais elevados no osso de suporte do que os implantes curtos e rectos.

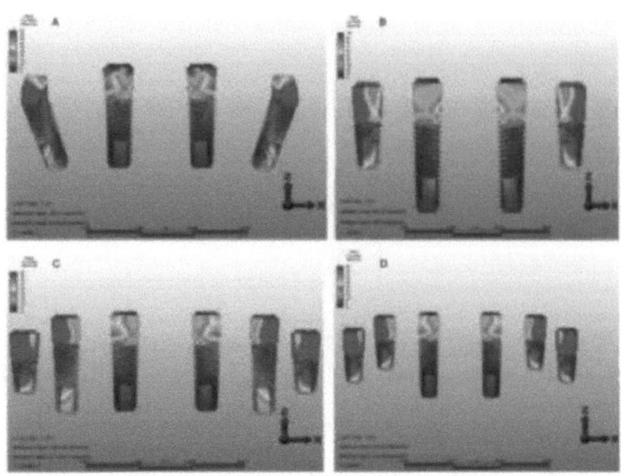

Figure 2 Von Mises stresses on implants for different designs: (A) Design 1; (B) Design 2; (C) Design 3; (D) Design 4.

Embora a utilização de implantes curtos seja a primeira alternativa de tratamento que vem à mente na presença de osso vertical inadequado, existem estudos recentes na literatura que mencionam as baixas taxas de sucesso dos implantes curtos. As elevadas tensões oclusais que causam reabsorção na região da crista, especialmente as forças mastigatórias concentradas nas regiões posteriores, são as causas da maioria dos insucessos. Muitos estudos sobre o efeito do comprimento do implante na transmissão de tensões mostraram que, quando o diâmetro do implante se mantém constante, o aumento do comprimento é vantajoso na estabilização primária e aumenta a área de contacto osso-implante. No entanto, tem um efeito reduzido na redução das tensões que ocorrem nas cristas e nos tecidos de suporte à volta dos implantes contra as cargas oclusais.

Em alguns pacientes completamente desdentados, o tratamento protético implanto-suportado é quase impossível sem técnicas complexas, como a transposição de nervos e o enxerto ósseo na mandíbula posterior.39

Recentemente, foi desenvolvido um conceito para restaurar as arcadas completamente edêntulas com implantes distais inclinados e de carga imediata, com a utilização de uma guia "All-on-Four". O método de inclinação dos implantes distais nas arcadas edêntulas representa uma técnica alternativa que permite a colocação de implantes mais longos, melhor suporte protético com um braço cantilever mais curto, melhor distância entre implantes e melhor ancoragem no osso. Contudo, estudos in vitro e cálculos teóricos sobre implantes unitários demonstraram que os implantes inclinados podem aumentar a tensão no osso. [18] Os implantes individuais inclinados também podem ser sujeitos a flexão durante a função, o que pode levar a um aumento da tensão no osso marginal. No entanto, se esses implantes fizerem parte de uma prótese suportada por múltiplos implantes, a dispersão dos implantes e a rigidez da prótese reduzirão ou alterarão a natureza das forças de flexão.39 Neste estudo, formaram-se maiores tensões à volta dos implantes inclinados do que dos implantes curtos e rectos.

A partir de vários estudos, pode afirmar-se que o aumento do número de implantes não aumentou o sucesso e que as tensões mais elevadas se formaram no implante mais posterior e no osso circundante para todos os desenhos. Embora o conceito "All-on-Four" tenha sido considerado um desenho bem sucedido e viável, em caso de volume ósseo limitado devido à reabsorção vertical na região posterior da mandíbula ou à presença de forames mandibulares, em vez de colocar um implante longo inclinado distalmente, seria mais razoável colocar um implante curto e reto. Neste caso, pode afirmar-se que os implantes curtos e rectos absorvem melhor as cargas oclusais, reduzindo as tensões de compressão que são destrutivas no osso cortical e prolongam a vida clínica dos implantes e das próteses.
Além disso, em muitas situações, a parte mais coronal do implante, com 2 a 3 mm, transfere a maior parte da carga para o tecido ósseo45 ; estes resultados podem ser interpretados como uma justificação para selecionar implantes curtos, desde que estejam bem ancorados no osso residual.

DISCUSSÃO

Os pacientes edêntulos têm normalmente uma reabsorção óssea excessiva no rebordo alveolar. Esta reabsorção pode ocorrer devido a factores fisiológicos ou patológicos. Por estas razões, é comum não poderem utilizar confortavelmente próteses convencionais. Nestes pacientes, as próteses implanto-suportadas são quase sempre inevitáveis. As próteses implanto-suportadas tornaram-se populares no final da década de 1960 devido ao seu sucesso a longo prazo. Embora os mesmos investigadores tivessem suposto utilizar um implante para cada dente em falta, tal não é possível em todas as situações, especialmente quando a altura do osso é insuficiente. Em pacientes edêntulos, as limitações anatómicas (como o canal mandibular e os seios maxilares) do osso alveolar residual podem causar problemas na inserção dos implantes dentários[67] . Existem muitos materiais e técnicas para ultrapassar estes problemas. No entanto, todos estes métodos e materiais alternativos causam grandes quantidades de encargos financeiros adicionais, para além dos implantes, e alongam o processo de tratamento.

Nas restaurações implanto-suportadas, as forças funcionais e parafuncionais geradas durante a mastigação são transmitidas aos implantes e aos tecidos de suporte periimplantares pelas restaurações protéticas[68] . Estas forças causam deformações no osso circundante e várias tensões na zona de contacto entre o implante e os tecidos de suporte. As análises de tensão são utilizadas em medicina dentária para examinar o comportamento biomecânico das restaurações e dos tecidos circundantes sob forças funcionais.

Malo e colegas introduziram recentemente o conceito "All-on-Four" (All-on-4™, Nobel Biocare AB, Goteborg, Suécia). De acordo com este conceito, quatro implantes são suficientes para restaurações fixas de boca inteira. Dois desses quatro implantes são colocados na região alveolar anterior e os outros dois são colocados mesmo em frente das regiões dos forames mentais direito e esquerdo ([3]). Os implantes anteriores são colocados verticalmente, mas os implantes posteriores são colocados com uma inclinação de aproximadamente 30 graus para distal, devido à reabsorção óssea excessiva. Estas inclinações distais dos implantes posteriores são toleradas com pilares angulados. O conceito "All-on-Four" é bem sucedido de acordo com os resultados de estudos clínicos a curto prazo [70]. Existem muito poucos resultados de estudos a longo prazo. Além disso, foram efectuados poucos estudos sobre as tensões observadas nos implantes, pilares, próteses e osso peri-implantar de acordo com este conceito. Por outro lado, os implantes curtos estão a oferecer opções de tratamento alternativas em caso de rebordo alveolar vertical insuficiente.14 Embora os implantes curtos tenham sido associados a taxas de sucesso baixas[4], estudos recentes sugerem que pode ser alcançado o mesmo nível de sucesso clínico com implantes curtos em comparação com os mais longos.

Malò et al. propuseram pela primeira vez em 1993 o conceito all-on-four. Isto envolveu a inserção de 2 implantes paralelos à linha média facial e 2 implantes distais com um ângulo de 35-40 graus. Na maxila, os mesmos autores sugeriram a colocação de 6 implantes em vez de 4, devido à menor densidade e volume ósseos[1,4]. A justificação para a utilização de implantes inclinados é que as forças verticais aplicadas durante a função devem causar mais reabsorção óssea do que as forças horizontais que actuam em torno dos implantes inclinados. A angulação dos implantes distais permite dividir as forças oclusais em componentes vectoriais verticais e horizontais, reduzindo eficazmente a distribuição da carga no tecido ósseo circundante [69]. Para além disso, a colocação de implantes inclinados num volume ósseo reduzido permite a utilização de implantes mais longos que envolvem uma maior quantidade de osso residual, aumentando assim a estabilidade do implante. Journal of Oral Implantology. Apenas para uso pessoal. No que diz respeito à perda óssea marginal, a Análise de Elementos Finitos (FEA) sugere que os implantes inclinados simples sofrem uma maior tensão do que os implantes rectos, uma condição que pode aumentar a reabsorção óssea circundante. Contudo, as próteses de arcada completa criam uma ligação física entre os implantes rectos e inclinados que altera a distribuição das forças de carga, reduzindo a remodelação da crista óssea. De facto, a esplintagem dos implantes pode limitar a micromovimentação do implante, favorecendo a osteointegração. Além disso, Almeida et al. demonstraram que a tensão de carga em torno dos implantes inclinados é menor em comparação com os axiais. Além disso, não foram registadas diferenças estatisticamente significativas considerando os protocolos all-on-four e all-on-six, confirmando que a colocação de um maior número de implantes para suportar restaurações de arcada completa não é estritamente necessária para a reabilitação bem sucedida de pacientes totalmente desdentados[4] . A literatura anterior relatou resultados encorajadores e elevadas taxas de sucesso e sobrevivência dos implantes para estes procedimentos, mesmo quando foram comparados com outros protocolos cirúrgicos. No entanto, a maioria dos estudos não teve um seguimento superior a 3 anos. No que diz respeito a resultados mais recentes, Chracanovic et al. publicaram uma revisão sistemática e uma meta-análise para determinar as taxas de sobrevivência, infeção pós-operatória e perda óssea crestal de implantes inclinados e rectos. As taxas de sobrevivência variaram entre 88,1 e 100%, sem diferenças significativas entre implantes axiais e inclinados.

<u>CONCLUSÃO</u>

A constatação de que a resposta óssea era mais favorável quando se utilizava a técnica all on six não constituiu uma verdadeira surpresa. Obviamente, a distribuição da carga aplicada à superestrutura (ou seja, a prótese) é mais favorável quando a superestrutura é suportada por seis implantes. Outra questão era se os implantes inclinados levariam a uma resposta óssea menos favorável em ambos os lados, de acordo com a técnica e em comparação com os implantes não inclinados inseridos de acordo com a mesma técnica. Encontrámos uma perda óssea semelhante, independentemente de os implantes inclinados terem sido inseridos de acordo com o protocolo all-on-four ou allon-six, e a perda óssea foi comparável à perda óssea observada com os implantes não inclinados.()[71]

Dentro das limitações deste estudo, pode concluir-se que o conceito de implante all on 6 é recomendado para a restauração de maxilares atrofiados em comparação com o conceito de implante all on 4, uma vez que foi associado a melhores parâmetros clínicos e radiográficos após um ano[72]

REFERÊNCIAS

1. Carlsson GE, Omar R. O futuro das próteses completas na reabilitação oral. Uma revisão crítica. Vol. 37, Journal of Oral Rehabilitation. 2010. p. 143-56.

2. Rodriguez AM, Orenstein IH, Morris HF, Ochi S. Sobrevivência de vários desenhos de próteses suportadas por implantes após 36 meses de função clínica. Ann Periodontol.

3. Bhering CLB, Mesquita MF, Kemmoku DT, Noritomi PY, Consani RLX, Barão VAR. Comparação entre os conceitos de tratamento all-on-four e all-on-six e material de estrutura na distribuição de tensões em maxila atrófica: Um estudo 3D-FEA guiado por prototipagem. Ciência e Engenharia de Materiais C. 2016 Dez 1;69:715-25.

4. Patzelt SBM, Bahat O, Reynolds MA, Strub JR. O conceito de tratamento all-on-four: Uma revisão sistemática. Implantologia clínica e investigação relacionada. Blackwell Publishing Ltd; 2014. p. 836-55.

5. TARUNA M. Perspetiva protética do conceito All- On-4 ® para implantes dentários. REVISTA DE INVESTIGAÇÃO CLÍNICA E DE DIAGNÓSTICO. 2014;

6. Di Francesco F, De Marco G, Capcha EB, Lanza A, Cristache CM, Vernal R, et al. Satisfação do paciente e sobrevivência de overdentures maxilares suportadas por quatro ou seis implantes esplintados: uma revisão sistemática com meta-análise. BMC Saúde Oral. 2021 Dec 1;21(1).

7. Efeito biomecânico do desenho do implante em quatro implantes que suportam próteses fixas de arcada completa mandibular: Teste *in vitro* e análise de elementos finitos

8. Análise biomecânica de implantes com carga imediata de acordo com o conceito "All-on-Four" Satoshi Horita DDS *, Tsutomu Sugiura DDS, PhD, Kazuhiko Yamamoto DDS, PhD, Kazuhiro Murakami DDS, PhD, Yuichiro Imai DDS, PhD, Tadaaki Kirita DDS, DMS;6 julho 2016

9. Brânemark PI, Svensson B, van Steenberghe D. Ten-year survival rates of fixed prostheses on four or six implants ad modumBrânemark in full edentulism.

Clin Oral Implants Res 1995;6:227-31.

10. Reabilitação de implantes para maxila atrófica: uma revisãoSeyed Asharaf Ali x Suma Karthigeyan, Mangala Deivanai e Arun Kumar; 2014 Set; 14 (3): 196-207

11. Implantes inclinados como alternativa ao enxerto do seio maxilar: A Clinical, Radiologic, and PeriotestStudy ; ,Cliniciil Implant Dentistry and Related Resenrch, Volitrne 3, number 2001

12. Análise biomecânica de implantes com carga imediata de acordo com o conceito "All-on-Four" Satoshi Horita DDS *, Tsutomu Sugiura DDS, PhD, Kazuhiko Yamamoto DDS, PhD, Kazuhiro Murakami DDS, PhD, Yuichiro Imai DDS, PhD, Tadaaki Kirita DDS, DMS;6 julho 2016

1 3.. Brânemark PI, Svensson B, van Steenberghe D. Ten-year survival rates of fixed prostheses on four or six implants ad modumBrânemark in full edentulism. Clin Oral Implants Res 1995;6:227-31.

14. Avaliação do conceito "All-on-Four" e de concepções alternativas com o método de análise de elementos finitos em 3D Derya Ozdemir Dog "an, DDS, PhD;* Nilufer Tulin Polat, DDS, PhD;f Serkan Polat, DDS, PhD;J Emre Sₗ eker, DDS, PhD;§ EsmaBasₗ ak Gül, DDS, PhD

15. Designs de implantes All-on-Four maxilares e mandibulares: Uma revisão R Durkan, P Oyar1 , G Deste;Jornal Nigeriano de Prática Clínica ¡ Volume 22 ¡ Número 8 ¡ agosto 2019

16. Perspetiva protética do conceito AllOn-4® para implantes dentáriosJournal of Clinical and Diagnostic Research. 2014 Oct, Vol-8(10): ZE16-ZE19t

17. O conceito de tratamento All-on-Four: Uma Revisão Sistemática Sebastian B. M. Patzelt, DMD, Dr med dent;*J Oded Bahat, BDS, MSD, FACDJ Mark A. Reynolds, DDS, PhD;§ Joerg R. Strub, DMD, PhD, Dr med dent habil, Dr.h.cJ;2014

18. Quatro ou seis implantes na região posterior do maxilar para suportar uma

sobredentadura: Resultados de 5 anos de um ensaio controlado e aleatório: Wim Slot1 | Gerry M. Raghoebar2 | Marco S. Cune1 | Arjan Vissink2 | Henny J. A. Meijer1,

19. Tratamento minimamente invasivo de maxilares edêntulos com sobredentadura totalmente suportada por uma barra de titânio Cad/Cam com um acessório de baixo perfil aparafusado em quatro ou seis implantes: Uma série de casos :Marco Tallarico 1 , Gabriele Cervino 2,* , Roberto Scrascia 3 , Umberto Uccioli 4 , Aurea Lumbau 5 e Silvio Mario Meloni 1

20. Att W, Bernhart J, Strub JR. Reabilitação fixa da maxila edêntula: possibilidades e resultados clínicos. J Oral MaxillofacSurg 2009; 67:60-73.

21. Lierde KM, Browaeys H, Corthals P, Matthys C, Mussche P, Van Kerckhove E, et al. Impacto das próteses fixas sobre implantes utilizando o conceito de tratamento "all-onfour" na inteligibilidade da fala, na articulação e no comportamento oromiofuncional. Int J Oral MaxillofacSurg2012;41:1550-7.

22. Christopher, et al, Reabilitação com implantes no maxilar edêntulo: A função imediata do "conceito All-on-4®". Prática dentária australiana. 2012, página 138-48

23. Desenhos de implantes All-on-Four maxilares e mandibularesA RevisãoDurkan, R; Oyar, *PfDesteJornal Nigeriano de Prática Clínica* 22(8):p 1033-1040, agosto de 2019. |

24. Inclinação de implantes esplintados para um melhor suporte protético: Uma análise bidimensional de elementos finitos; volume 97, número 6, suplemento, S35-S43, JUNHO 2007.

25. Branemark PI, Hannsson BO, Adell R, et al. Implante osseointegrado no tratamento do maxilar edêntulo. Experiência de um período de 10 anos. Scand J Plast Reconstr Surg Suppl 1977;12:1-132.

26. Maxilas edêntulas severamente reabsorvidas. J Oral Maxillofac Surg 1999;57:281-7

27. Implantes Mark system para maxilas completamente desdentadas: um estudo

clínico retrospetivo de 1 ano. Clin Implant Dent Relat Res 2005;7(Suppl 1):88-94.

28. Nobel Biocare "All-on-4" Manual de conceitos para cirurgia convencional e guiada 2012.

29. Babbush C, Rosenlicht J. Capítulo 14; lateralização do nervo alveolar inferior e distalização neurovascular mental. Em: Babbush C, Hahn J, Krauser J, et al, editores. Dental implants, the arts and science, segunda edição. Maryland Heights (MO): Elsevier 2011. p. 237.

30. Bedrossian E. Planeamento do tratamento com implantes para pacientes edêntulos, uma abordagem sem enxertos para carga imediata. St Louis (MO): Mosby, uma impressão da Elsevier; 2011.

31. Parel S. Capítulo 23: a evolução dos implantes angulados. Em: Babbush C, Hahn J, Krauser J, et al, editores. Implantes dentários, as artes e a ciência. 2ª edição. Maryland Heights (MO): Saunders an imprint of Elsevier; 2011. p. 370-88.

32. Cawood JI: Cirurgia reconstrutiva pré-protética. I. Considerações anatómicas. Int J Oral Maxillofac Surg 20:75, 1991

33. Reabilitação de implantes para maxila atrófica: uma revisão Seyed Asharaf Ali x Suma Karthigeyan, Mangala Deivanai e Arun Kumar; 2014 Set; 14(3): 196-207

34. Implantes inclinados como alternativa ao enxerto do seio maxilar: A Clinical, Radiologic, and Periotest Study ; ,Clinical Implant Dentistry and Related Research, Volume 3, número 2001

35. Implantes inclinados e curtos suportando próteses fixas numa maxila atrófica: uma avaliação biomecânica 3D-FEA ; Clinical Implant Dentistry and Related Research Volume 17, Issue S1

36. Reabilitação imediata de maxilares edêntulos com próteses totais fixas suportadas por quatro implantes: Resultados provisórios de um estudo prospetivo de coorte única ;maio de 2010 Clinical Oral Implants Research

21(5):459-65

37. Reabilitação fixa imediata suportada por seis implantes de maxilares edêntulos atróficos com implantes distais inclinados; international Journal of Implant Dentistry (2017) 3:35

38. Um estudo comparativo prospetivo de seis anos de implantes de diâmetro largo e padrão na área posterior da maxila e da mandíbula; <u>Medicina (Kaunas).</u> 2021 Oct; 57(10): 1009

39. Implantes dentários inclinados versus implantes colocados axialmente: uma meta-análise; J Dent. 2015 Feb;43(2):149-70.

40. Avaliação da perda óssea crestal em torno de implantes rectos e inclinados em pacientes reabilitados com arcada completa de carga imediata All-on-4 ou All-on-6: um estudo prospetivo; Vol. XLV /No. Seis / 2019

41. Sucesso a longo prazo de 6 implantes que suportam uma prótese dentária fixa aparafusada mandibular: Um relatório clínico; (J Prosthet Dent 2012;107:280-283)

42. Prótese híbrida suportada por implantes utilizando o conceito All on Six para cristas atróficas com reflexo de mordaça grave: relato de um caso: Ahlawat et al.; JPRI, 34(16A): 8-14, 2022; Artigo n.º JPRI.83354

43. Lee DJ, Saponaro PC. Gestão de pacientes edêntulos. Dent Clin. 2019;63(2) :249-61.

44. Lindquist LW, Carlsson GE, Jemt T. Um estudo prospetivo de 15 anos de acompanhamento de próteses fixas mandibulares suportadas por implantes osseointegrados: Resultados clínicos e perda óssea marginal. *Clin Oral Implants Res.* 1996;7:329.

45. Fischer K, Stenberg T. Dados de três anos de um estudo aleatório e controlado de carga precoce de implantes dentários de fase única que suportam próteses de arcada completa maxilar. *Int J Oral Maxillo Implants.* 2006;21(2):245-52.

46. Dawson P. *Evaluation, Diagnosis and Treatment of Occlusal Problems*

(Avaliação, Diagnóstico e Tratamento de Problemas Oclusais). 2ª ed. St. Louis: CV Mosby; 1989. pp. 28-55.

47. Gargari M, Gloria F, Cappello A, Ottria L. Resistência das próteses parciais fixas de zircónia: revisão da literatura *ORAL & Implantology* III42010Outubro-Dezembro15-24 .

48. Reabilitação da arcada completa do maxilar fixa em 6 implantes

49. M. GARGARI,[1,2]V. PRETE,[2] A. PUJIA,[2] e F.M. CERUSO [2,]013 Jan-Mar; 6(1): 1-4. Publicado online em 2013 Jul 15.

50. M. Chiapasco, M. Zaniboni, J. Oral Maxillofac. Surg. 67 (2009) 867-871.

51. D. Penarrocha-Oltra, E. Candel-Marti, J. Ata-Ali, M. Penarrocha- Diago, J. Oral Implantol., 39 (2013) 625-632.

52. P. Malo, M. Nobre, A. Lopes, Eur. J. Oral Implantol. 4 (2011) 227243.

53. U. Lekholm, G. Zarb, Patient selection and preparation, em: P.I. Branemark, G.A. Zarb, T. Albrektsson (Eds.), Tissue-integrated Prostheses: Osseointegration in Clinical Dentistry, Quintessence, Chicago 1985, pp. 199-209.

54. A.O. Malhotra, T.V. Padmanabhan, K. Mohamed, S. Natarajan, U. Elavia, Aust. Dent. J.57 (2012) 440-445. [6] L Baggi, S. Pastore, M. Di Girolamo, G. Vairo, J. Prosthet. Dent. 109 (2013) 9-21.

55. S.B. Patzelt, O. Bahat, M.A. Reynolds, J.R. Strub, Clin. Implant. Dent. Relat. Res. 16(2014) 836-855.

56. D. Schwartz-Arad, R. Herzberg, E. Dolev, J. Periodontol. 75 (2004) 511-516.

57. C.P Cidade, M.J. Pimentel, R.C. Amaral, M.A. Nobilo, J.R. Barbosa, Braz. Oral Res. 28 (2014).

58. P. Malo, B. Rangert, M. Nobre, Clin. Implant. Dent. Relat. Res. 7 (Suppl. 1) (2005) S88-S94.

59. P. Malo, M. de Araujo Nobre, A. Lopes, J. Prosthet. Dent. 97 (2007) S26-S34.

60. G. Heydecke, M. Zwahlen, A. Nicol, D. Nisand, M. Payer, F. Renouard, P. Grohmann, S. Muhlemann, T. Joda, Clin. Oral Implants Res. 23 (Suppl. 6)

(2012) 217-228.

61. P. Malo, M. de Araujo Nobre, B. Rangert, Clin. Implant. Dent. Relat. Res. 9 (2007) 15-21.

62. E.O. Almeida, E.P Rocha, A.C. Freitas Junior, R.B. Anchieta, R. Poveda, N. Gupta, P.G. Coelho, Clin. Implant. Dent. Relat. Res. 17 (Suppl. 1) (2015) e332-e342.

63. A. Bacchi, R.L. Consani, M.F. Mesquita, M.B. Dos Santos, Ata Odontol. Scand. (2013).

64. Mandíbulas edêntulas: Um estudo clínico retrospetivo. Clin Implant Dent Relat Res 2003;5 Suppl 1:2-9. Federick DR, Caputo AA. Efeitos dos desenhos de retenção da sobredentadura e das orientações dos implantes nas caraterísticas de transferência de carga. J Prosthet Dent 1996;76:624-32.

65. Silva GC, Mendonça JA, Lopes LR, Landre J Jr. Padrões de tensão nos implantes em próteses suportadas por quatro ou seis implantes: Uma análise tridimensional por elementos finitos. Int J Oral Maxillofac Implants 2010;25:239-46.

66. Geng JP, Xu DW, Tan KB, Liu GR. Análise de elementos finitos de um implante dentário de parafuso escalonado osseointegrado. J Oral Implantol 2004;30:223-33.

67. Overdentures maxilares suportadas por quatro ou seis implantes na região anterior: Resultados de 5 anos de um estudo controlado randomizado ; J Clin Periodontol 2016; 43: 1180-1187 doi: 10.1111/jcpe. 12625

68. Overdentures de barra maxilar sobre quatro ou seis implantes posteriores Slot, Wim; Raghoebar, Gerry M.; Cune, Marco S.; Vissink, Arjan; Meijer, Henny J. A. ; CLINICAL ORAL IMPLANTS RESEARCH, 33(11), 1147-1156

69. O conceito de tratamento All-on-Four: Uma Revisão Sistemática ; Implantologia Clínica e Investigação Relacionada, Volume *, Número *, 2013

70. Implantes inclinados e curtos suportando próteses fixas numa maxila atrófica: uma avaliação biomecânica 3D-FEA ; Clinical Implant Dentistry and Related Research Volume 17, Issue S1

71. Antal M, Csák C, Simon-Fiala D, Braunitzer G. Reabilitação com all-on-four e all-on-six utilizando um sistema de implante de perfil de rosca variável: sucesso a curto prazo e perda óssea associada. Dent Oral Craniofac Res. 2016;2(1).

72. Hassan S, Emarah A. Conceitos de implantes All on 4 versus All on 6 para a reabilitação de maxilas edêntulas. Estudo clínico e radiográfico aleatório de curto prazo. Egito Dent J. 2020 Jan 1;66(1):659-70.

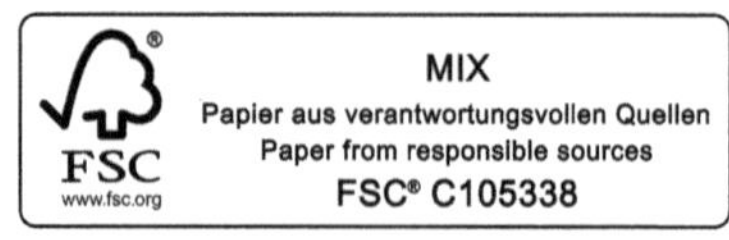

Printed by Books on Demand GmbH, Norderstedt / Germany